常见病中西医防治问答丛书

U0641791

中风防治必读

刘　泰　　胡跃强 / 主编

中国中医药出版社
·北　京·

图书在版编目（CIP）数据

中风防治必读 / 刘泰，胡跃强主编 . —北京：中国中医药出版社，
2020.6

（常见病中西医防治问答丛书）

ISBN 978 – 7 – 5132 – 4718 – 4

Ⅰ . ①中…　Ⅱ . ①刘…　②胡…　Ⅲ . ①中风—防治—问题解答
Ⅳ . ① 743.3–44

中国版本图书馆 CIP 数据核字（2017）第 310476 号

中国中医药出版社出版

北京经济技术开发区科创十三街 31 号院二区 8 号楼
邮政编码　100013
传真　010–64405750
河北新华第二印刷有限责任公司印刷
各地新华书店经销

开本 880×1230　1/32　印张 6.5　字数 139 千字
2020 年 6 月第 1 版　2020 年 6 月第 1 次印刷
书号　ISBN 978 – 7 – 5132 – 4718 – 4

定价　35.00 元
网址　www.cptcm.com

社 长 热 线　010–64405720
购 书 热 线　010–89535836
维 权 打 假　010–64405753

微信服务号　zgzyycbs
微商城网址　https://kdt.im/LIdUGr
官 方 微 博　http://e.weibo.com/cptcm
天猫旗舰店网址　https://zgzyycbs.tmall.com

如有印装质量问题请与本社出版部联系（010–64405510）
版权专有　侵权必究

《常见病中西医防治问答丛书》
编委会

前　言

　　中风已成为危害人类健康的重大疾病之一，根据最新数据，我国中风患者有 1200 多万，居世界第一，且发病率还在以 10% 的速度上升，若不加控制，到 2030 年，我国将有 3100 万中风患者。我国每年中风发病人数为 250 万，每年中风死亡人数为 200 万，占总死亡人数的 22%。中风后幸存者中约 75% 有不同程度的残疾，其中重残占 40%。中风具有高发病率、高致残率、高致死率、高复发率的特点，并且医疗费用高，严重威胁人民健康和生活质量，同时给家庭和社会带来了沉重的经济负担。中风的发病人群虽然以老年患者为主，但逐渐呈年轻化趋势；据临床医学统计，约 70% 的患者会出现某些中风先兆征象，但往往因缺乏相关知识而被忽视；许多群众对中风的认识存在某些误区，中风后不知道如何进行饮食调理及康复锻炼。

　　《中风防治必读》主要针对临床中患者提出的中风的相关问题，围绕中西医结合诊治的知识点进行撰写，内容涉及基础篇、治疗篇、调护篇三大部分，涵盖了中西医结合诊治中风的方方面面。本书的特点是紧密结合中西医结合诊治中风的最新进展，实用性强。本书由临床一线的医务人员进行编写，科学性强。为了便于理解，尽量采用通俗易懂的语言，以一问一答的形式进行编

1

写，可读性强，便于理解和记忆。本书是一本中西医结合中风防治方面的简明实用型参考书，特别适合广大人民群众阅读，亦适合临床实习医生和一线医师，也可作为医学生、见习医师、规培医师和进修医师的参考用书。

　　本书得到了广西中医药大学及第一附属医院各级领导的关心和支持，得到了许多前辈和同道的热情鼓励和鼎力帮助，本书参考引用了国内外部分医学专著和文献的内容，在此向文献作者表示谢意。虽然我们竭尽所能，但由于学识有限，不足之处在所难免，敬祈专家、读者不吝指正，以便再版时修订提高。

编者
2020 年 1 月

我是您的中医小助手
微信扫描上方二维码
加入悦读 · 中医圈
「有声书·读者交流·线上课堂」

C目 录
ONTENTS

一、基础篇

（一）中医基础

扫码听书

1. 什么是中风

答：中风是由于脏腑功能失调，气血逆乱，加之各种因素的作用所导致的以猝然昏仆、不省人事、半身不遂、口舌㖞斜、言语不利、偏身麻木为主要表现的一类病证。根据有无神志异常分为中经络和中脏腑。

中风在西医学上即指脑卒中，是指急性起病，由于脑局部血液循环障碍所导致的神经功能缺损综合征，症状持续时间至少24小时，但仅仅只有几分钟或数小时的症状也应引起高度重视。中风引起的局灶性症状、体征与受累脑血管的血供区域一致，但弥漫性脑功能障碍，如心搏骤停引起的全脑缺血，则不属于中风的范畴。

2. 什么是缺血性中风

答：缺血性中风是指脑梗死，包括脑血栓、脑栓塞和短暂性脑缺血发作。

（1）脑血栓：多因动脉粥样硬化、各种动脉炎、外伤及其他

1

物理因素、血液病所引起，在血管壁病变的基础上，出现管腔狭窄、闭塞或血栓，造成局部脑组织发生缺血、缺氧性坏死。

（2）脑栓塞：可因多种疾病产生的栓子进入血液，阻塞脑部血管而诱发。临床上以心脏疾病为最常见的原因，另外，骨折或外伤后脂肪入血、虫卵或细菌感染、气胸等空气入血、静脉炎形成的栓子等因素也可栓塞脑血管。

（3）短暂性脑缺血发作：简称 TIA，是脑组织短暂性、缺血性、局灶性损害带来的功能障碍，多可在 24 小时内完全恢复正常，影像学检查证实无脑梗死征象，但反复发作会发展为脑梗死。

3. 什么是出血性中风

答：出血性中风主要包括脑出血和蛛网膜下腔出血两大类。

脑出血系指脑实质血管破裂出血，不包括外伤性脑出血，多由高血压、脑动脉硬化、肿瘤等引起。蛛网膜下腔出血是由于脑表面和脑底部的血管破裂出血，血液直接流入蛛网膜下腔所致，常见的原因有动脉瘤破裂、血管畸形、高血压、动脉硬化、血液病等。

4. 中风有哪些症状

答：中风常见症状有猝然昏仆、不省人事、半身不遂、口舌㖞斜、口角流涎、言语不利、失语或语不达意、偏身麻木、吞咽困难。轻者可无昏仆，仅见口舌㖞斜或言语不利、半身不遂等症状，或伴有头痛、头晕、呕吐、麻木等症状。

5. 如何识别中风

答：当出现以下症状时，考虑有中风的可能。

（1）脑供血不足导致的运动神经功能障碍：突然口眼㖞斜，口角流涎，说话不清，吐字困难，失语或语不达意，吞咽困难，一侧肢体乏力或活动不灵活，走路不稳或突然跌倒。

（2）脑供血不足而影响到脑的感觉功能：面、舌、唇或肢体麻木，也可表现为眼前发蒙或一时看不清东西，耳鸣或听力改变。

（3）脑出血或蛛网膜下腔出血的预兆：突然出现剧烈的头痛、头晕，甚至恶心呕吐，或头痛、头晕的形式和感觉与往日不同，程度加重，或由间断性变成持续性。

（4）脑缺血造成的意识障碍：表现为精神萎靡不振，老想睡觉或整日昏昏沉沉。性格也一反常态，突然变得沉默寡言，表情淡漠，行动迟缓或多语易躁，也有患者会出现短暂的意识丧失。

（5）自主神经功能障碍：全身疲乏无力，出虚汗，低热，胸闷、心悸或突然出现呃逆、呕吐等。

上述症状不一定每个患者均有表现，但只要有症状出现就是中老年人中风的警报，要特别警惕。一旦出现上述症状，应让患者保持安静，及时卧床休息，避免精神紧张，尽量少搬动，最好就地治疗，必要时应在患者平卧的情况下送医院诊治。

6. 中风有哪些诱因

答：中风已成为危害人类健康的重大疾病之一，其高发病率、高致残率、高致死率、高复发率、高额医疗费严重威胁着人民的健康和生活质量，同时给家庭和社会带来了沉重的经济负担。

中风的发病方式呈现出急性、突发性的特点，但病理过程则多是缓慢的，在这个病理变化过程中，诱发因素促使这个变化过程突然升级，从而发生中风。诱因大致有以下几点：①情绪过激。②暴饮暴食、饮酒不当。③过度劳累，用力过猛，体位改变。④气候变化，妊娠，大便干结，看电视过久，用脑不当等。⑤各种疾病因素，如糖尿病、高血压、高脂血症、血友病、心脏病、血液黏稠度高、心动过缓、血管硬化等。⑥服药不当。

7. 中风的病机及病因是什么

答：中风主要是由于脏腑功能失调，气血逆乱，阴阳失衡，导致瘀血内阻，痰热内生，心火亢盛，肝阳暴亢，风火相煽，气血逆乱，上冲于脑而形成的，其基本病机总属阴阳失调，气血逆乱。本病病位在脑，与心、肝、脾、肾关系密切。气血不足或肝肾阴虚是致病之本，风火痰瘀是发病之标。

中风的主要病因包括年迈体弱，积损正衰；情志失调，劳倦过度；饮食不节，痰浊内生；气候骤变，气血阻滞。

8. 为什么中风的发病率居高不下

答：中风具有高发病率的特点，一方面，年龄与中风发病率呈正相关，55 岁后每增加 10 岁，中风发病率就会增加 1 倍以上，而往往 50 岁以上的人群缺乏中风预防常识；另一方面，受家族遗传影响，父母有中风病史会增加子女患病的风险；此外，受种族因素影响，中国和日本等亚洲国家中风发病率较高。

发病率居高不下还与居民健康知识匮乏和不健康的生活方式有关。中国居民存在许多生活误区，如膳食、运动、嗜好等方面，这容易导致多种慢性非传染性疾病（高血压、高脂血症等），而这些疾病都可以诱发中风。这些慢性非传染性疾病统称为生活行为方式病，它涉及日常生活的方方面面，会对人们的健康产生重大影响，但是由于它的普遍性和人们的习以为常，许多人并不觉得生活行为方式对健康的影响有多大。因此，错误的观念和不健康的生活方式成了"隐形杀手"。除了这些慢性非传染性疾病之外，某些器质性病变，如左心房扩张、房颤、二尖瓣脱垂等，也可以引发中风。

9. 为什么中风容易危及生命

答：中风病势发展迅速，可以由一般的症状逐渐发展至神识昏蒙，变证增多，危及生命。病机转化迅速是中风发展过程中的特点，容易导致正气脱散，转为内闭外脱、阴阳离决而危及生命。

10. 为什么要重视中风先兆

答：中风先兆的发作与痰、瘀、虚等因素相关。患者体衰多病，肝肾亏虚，脾胃受损，痰浊瘀血等病理产物影响脑窍，使神机受损、神明失用而导致的一系列症状，可在短时间内完全恢复。

中风先兆的症状有时不易被察觉，许多症状是一过性的，有些症状是许多疾病共有的，容易被忽视，很多人以为不是什么大问题，没有正确对待这些症状的发生。中风先兆往往预示着后面会有脑血管病的发生，是大病的先兆，或者是其他神经系统疾病的先驱表现，一旦反复出现，定会迎来更大的危害。重视中风先兆是"亡羊补牢"的机会，切不可错过了最佳治疗时机，应尽早开始规范治疗，改变不良生活方式，重视危险因素。

11. 怎样监测自身的中风危险因素

答：中风高危人群应做好自身监测，主要体现在以下几个方面：①重视身体的变化，注意异常信号的提示，出现中风先兆应及时就医。②注意评估既往是否有心脑卒中的病史，监测血压，控制血压，定期行血管检查，如经颅多普勒，定期行影像学检查。③定期行血液生化检查，了解血脂、同型半胱氨酸情况。④监测血糖，筛查有无糖尿病。⑤行心电图、心脏彩超等检查，评估心功能情况。⑥监测体重，了解肥胖带来的危害，注意饮食。⑦吸烟酗酒者，应戒烟限酒。⑧生活习惯不佳、缺乏运动者，应注意改变这种现状。

12. 中风易发生在哪些人群

答：素体阴亏血虚，中年以后的患者，或禀赋不足者，或久病体虚者易患中风；平素情志失调，忧郁恼怒，肝气不舒者容易肝风内扰、痰热内盛、痰蒙清窍而发中风；劳逸失度者、饮食不节者亦容易发生中风。

13. 为何中老年人易发生中风

答：中风发生最常见的基本病因就是动脉硬化，随着年龄的增长，生理变化和多种病理性因素相互作用使动脉硬化逐渐产生，老年人几乎普遍患有动脉硬化，血管硬化狭窄就容易导致中风的发生。

老年人易患高血压、心脏病、糖尿病。高血压与心脏病患者经常出现血流动力学的改变，糖尿病易导致血液黏稠度增高，这些都是中风发生的重要因素。

部分患者长期嗜烟、饮酒、性情急躁、脑力紧张、大便干结，这些因素的蓄积导致了机体的一系列问题，加速了血管硬化、衰老的发生。

长期不合理的饮食、肥胖、某些微量元素的缺乏等都可以导致动脉硬化的出现，也成为引发中风的条件。

中医学认为，年老者肾气衰，由于气血亏虚，脏腑失调，又因内伤积损，情志不遂，劳逸失度，从而导致疾病的发生。中年以后精气渐虚，肝肾阴虚于下，肝阳偏亢于上，肝风易动，化火生痰；或者年老久病体虚，脉络空虚，风邪引动，痰瘀阻滞，发为中风。

14. 年轻人会发生中风吗

答：中风的主要患者群是中老年人，临床资料显示 2/3 以上的首次发病者是 60 岁以上的老年人，但这并不能说明年轻人就可高枕无忧。现在中风已经出现了年轻化的趋势，每年的中风患者中约 10% 是中青少年，年龄最小的患者只有十几岁。诱发年轻人中风的罪魁祸首是不健康的生活方式。年轻人中风的危险因素除了高血压、酗酒、吸烟、夜生活过度、高脂肪饮食外，还有代谢异常（如高同型半胱氨酸血症）、血液病、心脏疾病、先天性疾病、免疫系统疾病等因素，故纠正不健康的生活方式，戒烟限酒，均衡饮食，坚持运动，规律作息，保持平和健康心态，积极查找原发病并治疗，这些乃是年轻人远离中风的关键。

15. 为何胖人易发生中风

答：许多资料表明，肥胖者发生中风的概率比一般人高出40%，突然死亡率是一般人的 1.86 倍。为什么肥胖者容易发生中风呢？主要是因为肥胖者多伴有内分泌紊乱，血中胆固醇、甘油三酯含量增高，高密度脂蛋白的含量降低，容易发生动脉硬化。此外，肥胖者又易引起糖尿病、冠心病和高血压等疾病，这些都是中风的危险因素。

有研究报道，肥胖容易引起糖代谢失常，发生糖尿病。其机制是肥胖者的胰岛细胞分泌的胰岛素相对不足，会造成饥饿感，使人的进食量增加，肥胖程度加重，进而使胰岛素分泌不足更加严重，这一恶性循环最终导致了糖尿病。糖尿病可使小动脉玻璃样变，引起高血压，从而导致中风。肥胖者的另一个常见病是冠心病。由于身体肥胖，体表面积增大，使心脏负担加重。堆积在心脏表面的脂肪又影响心脏搏动，使心脏输出量减少，加之血脂增高等因素，从而形成了冠心病。肥胖还容易引起高血压，有资料证明，不论是儿童还是成人，体重均与血压成正比，身体越胖越易患高血压，而高血压是中风的常见病因。

由此可见，肥胖不可轻视，预防中风应注意控制饮食，减少进食量及高脂肪饮食，增加活动量，减少肥胖的发生。

16. 瘦人为什么也可能发生中风

答：与胖人相比较，瘦人中风的概率相对低一些，但并不是不会发生中风。瘦人也可患高血压、糖尿病、动脉硬化、血脂紊乱等，这些都是引起中风的危险因素。部分学者认为，瘦人会伴纳寐欠佳，脾胃虚弱，禀赋不足，易感受外邪，正虚邪盛，可导致发病。

17. 为何孕产妇容易发生中风

答：孕产妇易发生缺血性脑中风，多见于妊娠晚期、分娩期和产后两周内。其发病原因主要有以下几点：①此期凝血因子、血小板增多，而纤溶酶活性下降，黏附性增加。②孕产期雌激素分泌增多，可导致血液凝固性增强。③既往口服避孕药，使血液黏稠度增加。④妊娠前已有动脉粥样硬化。⑤心源性低血压、失血性或妊娠期进行性贫血等。

18. 为何中风容易反复发作

答：中风的一大特点就是容易复发，据报道约有 1/3 的中风患者 5 年内复发率占到了 30% 以上，而不同类型的中风复发率也不相同，出血性中风的复发率高于缺血性中风，其中复发率最高者为蛛网膜下腔出血。中风的治疗结果往往只是临床症状改善或消失，首次发病后，病情虽经治疗得到了控制，但病因却没有完全消除。引起脑血管病的常见病因是高血压、脑动脉硬化、心脏病、糖尿病、高脂血症等，多属慢性疾病，彻底治疗是不容易的。经过治疗，一些易发因素虽然一时得到控制，但病后若疏于管理，不能继续坚持治疗，危险因素控制不佳，会增加中风复发的概率。因此，中风的复发问题应予重视，在恢复期除应积极采取各种康复措施外，还应注意治疗原发病，加强脑血管病的二级预防，最大程度地减少中风的复发。

19. 为何抽烟容易中风

答：到现在为止，我国男性吸烟率大概占到 50%。吸烟不但危害自己，还危害家人、亲友，特别是危害婴幼儿。

吸烟是许多心脑血管疾病的主要危险因素，吸烟者的冠心病、高血压、中风及周围血管病的发病率均明显高于不吸烟者。据报告，吸烟者的中风发病率是不吸烟者的 2～3.5 倍；如果吸烟和高血压同时存在，中风的危险性就会升高近 20 倍。烟草中含有大量的尼古丁等有害物质，这些物质可使人的体重下降、食欲减轻，同时又有胰岛素抵抗和皮质醇增加，这些都可导致血糖和血压的升高，使血管内皮受到损害，最终可导致中风的发生。

20. 为何酗酒容易中风

答：酗酒或过量喝酒对健康的影响是非常大的。酒精对人体具有强烈的麻醉作用，尤其是酒精含量较高的白酒、白兰地等烈性酒，对人体的毒害更大，它不仅严重损害人体各种器官，而且会引起各种疾病。酗酒能缩短寿命，有资料表明，因酗酒中风而死亡的患者为不饮酒的 3 倍。长期过量饮酒的人会发生酒精中毒性心脏病，严重者可出现心律失常、心力衰竭，甚至突然死亡，这是因为过量饮酒者酒精的吸收与排泄都较快，血浆中有收缩血管作用的儿茶酚胺浓度升高，引起血压升高。经常饮酒者吃荤素菜类明显增量，因而摄入大量的钠，导致血压升高。急性酒精中毒的兴奋期，交感神经兴奋，心跳加快，血压升高。血压升高使得管壁薄弱的脑动脉更易破裂，从而发生中风。

21. 为何中风常多发于清晨

答：人的血压存在较为明显的昼夜变化节律，夜间睡眠时血压降低，大约凌晨 2～3 点最低，清晨醒来后血压快速升高，收缩压和舒张压在醒后通常比睡眠时升高 10%～20%，醒后开始日常活动的最初几小时内（6～10 点）血压达到或接近最高峰。对于有动脉硬化的中老年患者，其血管反射能力及血压调节发生障碍，血压下降至自主调节的底线，可造成脑血流速度变缓，易引起中风的发生。血压的快速升高容易导致患者血管破裂，造成出血性中风的发生。对于有动脉粥样斑块的高血压患者，此时也易导致斑块破裂，引发中风，甚至猝死。此外，人们一夜没有喝水，经过一夜睡眠，人体内的水分随呼吸道、皮肤和便溺等丢失，这使机体的水分代谢入不敷出，全身的组织器官及细胞都处于一种失水状态，水分的丢失使血管内的血液变得黏稠，因而易发生血栓梗死，导致中风。有研究表明，缺血性中风在清晨时段的发生风险是其他时段的 4 倍。

22. 性别、血压与中风有关系吗

答：中风发病率男性略高于女性，国内流行病学资料显示，男女比例为 1.1:1～1.5:1。这可能与男性吸烟喝酒较多、高血压发病率相对较高等因素有关。

高血压是一种常见病、多发病，是中风最重要的一个危险因素。高血压患者发生中风的危险性是健康人群的数倍。长期高血压会导致动脉粥样硬化的进一步加重，使得血管内壁变得粗糙不光滑，容易加速硬化斑块的形成，使得管腔狭窄加重，易引起中

风。另外，高血压还可以引起细小血管的痉挛，导致血管壁发生改变，使管壁变弱、变薄，血压的波动导致血管破裂出血，导致出血性中风的发生。因此，防治高血压是预防中风的关键。

血压低的患者也可能发生中风。相比较高血压而言，低血压容易被忽视。大脑功能正常需要有一定的灌注压，一些血压偏低的患者容易引起脑缺血，灌注不足，继而引发中风。对于长期高血压的患者，如不适当地使用药物，使血压降得太快，亦容易诱发脑梗死。

23. 心脏疾病与中风有关系吗

答：心脏疾病是中风的重要危险因素。各种心脏病可能导致心排血量减少，血流速度减慢，容易导致血栓的形成，从而增加了中风的风险。心脏疾病造成中风主要见于以下几种情况：①风湿性心脏病，因心脏瓣膜赘生物的反复脱落，栓子随血流运行，栓塞在脑血管，引起中风。②心房纤颤，附壁血栓的脱落也是引起中风常见的心源性因素。③心衰，因心搏输出的改变，心脏射血量减少，造成灌注不足，易引发中风。

24. 脑动脉硬化与中风有关系吗

答：脑动脉硬化是脂质物质沉积在动脉血管壁上造成的。血液中大量脂质的沉积引起纤维斑块病变，其发展会导致斑块出血、坏死、溃疡、钙化等情况的出现。反复的发作导致动脉弹性减弱，血管变脆、变硬，管腔逐渐狭窄，血流速度减慢，甚至管腔闭塞，形成中风。

25. 糖尿病与中风有关系吗

答：糖尿病可加快脑动脉硬化的发生，糖尿病患者动脉硬化的发生率较健康人群高出数倍。糖尿病通过多种途径损害血管的管壁，造成弥漫性的缺血性损害，包括大血管和微血管病变，这些病变是中风的重要病理基础。糖尿病患者往往血液呈高凝状态，血液黏稠度增高，局部血流减慢，导致血栓形成。血糖的生物分解代谢又导致了血脂代谢的变化，加重了动脉硬化。血栓与动脉硬化都是中风发生的危险因素。

26. 高脂血症与中风有关系吗

高脂血症与动脉硬化有着密切联系，是导致中风的重要危险因素。高脂血症是人体内的脂肪代谢异常引起血液中血脂水平异常的一类疾病。体内的血脂多于机体所需的时候，会沉积在血管壁上，在各种因素作用下，血管逐渐硬化、狭窄，容易引起中风的发生。

27. 口服避孕药会发生中风吗

答：长期口服避孕药易导致血液高凝，可使得颅内动脉或静脉血栓形成，从而引起中风的发生。研究认为，此类血栓性中风的危险因素与避孕药中雌激素的含量有关。每日服药量超过50mg者，易发生血栓性疾病。

28. 血液疾病会引起中风吗

答：血液疾病，如血小板减少性紫癜、红细胞增多症、白血病、严重贫血等，可导致血液成分发生改变，血液运行缓慢，容易形成血栓，引起缺血性中风；或者导致凝血功能异常，血管壁变薄、变脆，引起出血性中风。

29. 外伤会引起脑梗死吗

答：突然的头部加速运动、头部快速撞击不能移动的硬物或突然减速运动可引起脑外伤，这类由头部外伤引起的脑梗死谓之"外伤性脑梗死"。这种病多见于青少年，均有头部外伤史，神经系统定位体征多出现在伤后 24 小时以内。其发病机制可能与动脉内膜损伤及血管痉挛有关。头部外伤时，头颈部突然伸屈活动，造成颈部血管的牵拉，使血管壁挫伤或内膜受损，一方面直接形成创伤性血栓，另一方面可反射性引起血管痉挛，血管痉挛为血栓形成提供可能。血栓扩大或血栓脱落栓塞了基底动脉或大脑后动脉，从而引起脑梗死。另外，外伤也可能与夹层动脉瘤的形成有关。由于外伤损害后的血流撞击作用，导致脑血管内层与中层进行性分离，形成夹层动脉瘤，血管腔进行性狭窄，导致血管闭塞，或者各种诱因导致动脉瘤破裂出血，从而形成出血性脑梗死。

30. 中风会由药物引起吗

答：不恰当地使用药物，以及一些药物本身的不良反应，可能会引起中风的发生。

不恰当地使用降压药，可使血压在短时间内急剧下降，导致脑部血供不足，血流缓慢，血液易于凝集，这使得已有脑动脉硬化的人群很容易发生脑血栓，堵塞血管，导致缺血性中风的发生。

过量使用镇静药物会使血压下降，易导致血栓形成。

长时间或不合理地使用利尿药物、脱水药物、解热镇痛药物，会导致体内、组织内水分快速丢失，血液浓缩，血流运动减慢，造成血栓形成。

止血类药物的过量使用易引起血栓形成，阻塞脑血管，导致脑中风。特别是脑动脉硬化、血脂偏高的中老年人，更容易形成血栓。

抗凝类药物，如华法林等，长期过量使用可能会诱发出血性中风。

不恰当地服用中药，尤其是滋补之品时，可能会导致脾胃受损、虚火内生等，易造成气血逆乱，发为中风。

31. 情绪对中风有影响吗

答：很多中风是在情绪不稳定的情况下发生的。经常有激动、生气、恐惧、焦虑、兴奋、紧张等情绪的人，易在这些情绪剧烈发作的情况下出现中风。研究证实，不良情绪的经常刺激能够引起大脑皮质和丘脑下部兴奋，促使去甲肾上腺素、肾上腺素及儿茶酚胺等血管活性物质的分泌增加，导致全身血管收缩、心率加快、血压上升，使脑血管内压力增大，容易在硬化血管或形成微动脉瘤的部位破裂出血，引起中风。

32. 中风与季节有关系吗

答：中风在季节变化时容易发作。每年进入冬季，只要气温一下降，不少老人就因防备不及而发生中风。天气变冷时，特别是秋冬季节，气温偏低，低气温可使体表血管的弹性降低，外周阻力增加，血压升高，进而导致脑血管破裂出血；寒冷的刺激可使交感神经兴奋，肾上腺皮质激素分泌增多，从而使小动脉痉挛收缩，外周阻力增加，血压升高，脑血管缺血；寒冷可使血液中的纤维蛋白原含量增加，血液浓度增高，促使血液中栓子的形成；寒冷可使呼吸道抵抗力降低，引起急性炎症，使粥样硬化斑块破裂，大量的炎性介质会破坏血液系统，凝血失衡，导致血栓形成。因此，对于老年人，特别是患有高血压、糖尿病等疾病的老年人，在冬季的时候要注意保暖，常到阳气充足的地方晒晒太阳，天冷时减少户外活动。

夏季天气较热，血管相对处于扩张状态，一般人认为，中风的发生率会降低，其实也不尽然。当气温较高时，人体大量出汗以降低体温，水分消耗多，容易造成体内缺水，血液相对黏稠，血流减慢，也容易诱发中风。夏天要避免大量出汗，并要及时补水。

中医学认为，节气交换之际，气温变化大，人体若不能顺应四时，会使得阴阳不相接，伤阴伤阳，导致阴阳气血逆乱，容易发为中风。因此，季节变化时要合理调节生活饮食起居，做好自我预防保健工作。

33. 为什么吃太咸易发生中风

答：如果吃得太咸，大量的盐分透过肠黏膜进入血液循环，血液中盐分增高，人就会觉得口干，需要更多的水分进行稀释，于是大量喝水。水分进入血液使血容量扩张，血压便会升高。高血压是中风的重要危险因素，控制不好血压，就易导致中风。另外，心脏通过血管泵出血液时会产生一氧化氮，一氧化氮能放松血管，顺畅血流，而食盐类物质会阻碍一氧化氮的释放，妨碍血管扩张，长此以往，就会增加动脉硬化的风险，导致中风的发生。

中医学认为，咸与肾相通，过咸会导致肾的生理功能受到影响，导致精血衰耗，水不涵木，易引起脏腑功能失调，气血逆乱，从而引发中风。

34. 为什么劳累易发生中风

答：因劳累引起的中风多发生在中青年患者身上。这类人群生活压力大，长时间面对电脑，缺乏运动，喜欢熬夜，每天休息时间不足，饮食习惯也不好，还有部分人吸烟喝酒，更增加了身体的负担。一旦过度劳累，会导致机体失代偿，从而导致血压突然升高，引起中风。如患者原有血管畸形、动脉瘤等血管病变存在，劳累会加重身体负担，容易诱发出血性中风。

中医方面，中风病因中重要的一条就是劳累过度。劳累过度容易耗气伤阴，使阳气暴涨，引起气血上逆，壅阻清窍，发为中风；或房事不节，劳累过度，耗伤肾水，引动心火，水不制火，从而导致肝风内动，扰乱清窍，发为中风。

35. 中风遗传吗

答：中风是由于脑血管意外引发的缺血性或出血性疾病，其本身没有明显的遗传性，但是存在着某些可导致中风的危险因素，如高血压、糖尿病等，这些危险因素是具有遗传性的。这些疾病的易患人群，发生中风的概率也比较大。父母患中风的人，其发病率要比一般人群高 3～4 倍。

36. 空调会引起中风吗

答：空调是盛夏中消暑的好帮手，但空调使用不当可以引起中风的发生。空调的使用会造成室内外或居室内的温差，如果温差过大，超过7℃以上时，对高血压、动脉粥样硬化的老年人来说就很难适应，一冷一热对血管的刺激使得脑部血管反复舒张收缩，容易导致脑部血液循环障碍而诱发中风。另外，长期在温度过低的空调房里，人体排汗不畅，不利于血液循环，容易导致寒凝经脉，气滞血瘀，血行不畅，从而诱发中风。

37. 为什么出血性中风多偏瘫

答：出血性中风是中风致死、致残的重要原因。出血性中风患者多出现偏瘫，这是因为大脑的内囊部位发生损伤会导致对侧肢体的感觉和运动障碍，从而引起偏瘫。为什么会是内囊部位发生损伤呢？这是因为供应内囊部分的血管是豆纹动脉，它是由大脑中动脉垂直发出的细小分支，其末梢无吻合血管，这样特殊的解剖结构使得血压突然升高时，巨大的压力对血管壁进行冲击，极易导致豆纹动脉破裂出血，豆纹动脉破裂出血就导致内囊部位的神经功能受到损害，从而相应地引起了肢体偏瘫，甚至失语等。

38. 中风有哪些认识误区

答：随着科技日益进步、网络日益发达，人民群众对中风的认识增多，但其中仍存在误区，除了如高血压患者才会中风、老年人才会中风等问题外，还有几个相当具有代表性的误区。

（1）只有偏瘫了才是中风：偏瘫是中风的常见临床表现，但不是唯一表现，对患有高血压、高脂血症、糖尿病的老年患者，如果出现以下表现应高度怀疑中风：偏身麻木，乏力；流口水，舌头僵硬、发麻，言语不清；单眼视物不清或发黑，猝然昏仆，眩晕，呕吐；突发的剧烈头痛或者原有头痛性质改变，甚至伴有呕吐；大小便突然失禁等。这些症状都有可能是中风或中风先兆的表现，要加以重视，及时就诊。

（2）中风后肯定会留下偏瘫后遗症：这个认识也是不全面的。首先，中风的症状多种多样，根据神经功能受影响的不同，出现的症状也不一样，并不是所有中风患者都会出现肢体乏力、偏瘫。其次，即使患者中风后遗留有肢体乏力、麻木、偏瘫等后遗症，随着医疗技术水平的不断提高，中西医治疗手段的完善，患者恢复的概率较以前大为提高，尤其是早期及时就诊、后期遵医嘱做好预防和康复的患者。

（3）治疗中风的关键在于用"最好"的药物：中风患者就医后，家属常存在这种想法，其实这也是一个误区。中风病的治疗是一种综合治疗，对于时间窗的强调也很重要，如脑梗死患者如果能在溶栓时间窗内及时就医，并且无禁忌证时，可能治疗效果会更好。因此，尽早规范治疗是决定预后的重要因素。中风的不同时期，治疗策略也不一样，同时还要兼顾并发症的情况，康复、中医药手段应及早介入，全面综合平稳地推进中风的治疗。另外，出院后后续的治疗、护理、康复都是不可或缺的组成部分。因此，一味追求"好药"是不正确的想法。

39. 口眼㖞斜是中风吗

答：这种认识是片面的，常见的引起口眼㖞斜的疾病有两种，一个是中风，另外一个是口僻，也就是西医讲的周围性面神经炎，即面瘫。这两种疾病应当区别对待。口僻可发生于任何年龄，四季都可发病，发病时可有外感病因，是周围性面瘫的表现，与中风所导致的中枢性面瘫是有区别的，通过查体可以鉴别。中风多见于有"三高"等基础病的老年人，除了口眼㖞斜，还可能伴有突然步态不稳、跌倒、偏侧肢体无力、言语含糊，甚至昏迷等症状。一旦出现了口眼㖞斜，必须重视，及时就医，进行鉴别，避免耽误病情。

40. 可以把中风当中暑吗

答：中风的发生和气候变化有关，当气温过高时，中风的发生概率也会增高，特别对于心脑血管疾病患者是相当危险的，每到高温或者气候剧变时，因脑血管病前往就医的患者就特别多。有血管病基础的人群体温调节功能减弱，尤其是老年患者，对气温变化的感觉变得迟钝，中风或中风先兆来临时无特殊感觉，只是感到"闷热"，以为是天气热，可能中暑而已。随之而来的进一步中风症状的发生往往使人措手不及，失去了宝贵的早期就诊时间。因此，当老年人尤其是有血管病基础的人群在炎热的季节出现类似"中暑"的症状，或者"一闪而过"的头晕、头痛等症状，切勿以为是中暑，还是应当及时到医院进行检查治疗。

41. 倒头就睡是中风的提示吗

答：很多人都受到失眠的困扰，很多时候会特别羡慕那些倒头就睡着的人，认为这些人身体是健康的。其实入睡时间太短也是不正常的，容易被人忽略，"倒头就睡"可能是身体发出的警报，有可能是中风的前兆，需要加以重视。这是为什么呢？倒头就睡的人常常伴有打鼾，这可能是阻塞性睡眠呼吸暂停综合征。睡眠呼吸暂停可以导致人在睡眠时的血氧饱和度下降，导致脑部的供血供氧下降，长期下去有诱发中风的风险。当脑部感到缺氧时，会调节身体机制，加强呼吸，可以造成短暂苏醒，这样会导致呼吸道较睡着时通畅，呼吸恢复正常，然后再次入睡，但是这种情况维持不久，会再次因为阻塞造成缺氧，大脑会重复发出指令，这样一晚上的循环，使得患者不能有效地获得深度睡眠，从而影响第二天的精力，长期下去可导致神经功能失调，脑部缺血缺氧加重，诱发一系列疾病，如中风等。因此，"倒头就睡"也值得我们关注和重视。

42. 饮浓茶是中风的危险因素吗

答：生活中，许多人都喜欢饮茶。茶叶中的茶多酚可以起到杀菌消炎的作用，茶叶可以促进维生素 C 的吸收，改善血管的弹性，增强微血管壁的渗透能力，对高血压、动脉硬化患者是有益处的。同时，茶叶中的茶素可以起到扩张血管、加速血液循环的作用，茶碱可以帮助溶解脂类物质。从这些方面来说，茶叶对我们生活、对中老年人还是很有益处的。但是饮茶应以淡茶为主，不可饮浓茶。浓茶可以使血压升高，茶叶中的咖啡因等物质还会使人兴奋，有时候可引起头晕、头痛。因此，合理、健康地饮茶有益于我们的健康，而常饮浓茶则是中风等一系列疾病的危险因素，要加以重视。

43. 中风的检查有哪些

答：血液化验及心电图。血液化验包括血常规、尿常规、肾功能、肝功能、血糖、血脂、凝血功能、同型半胱氨酸测定等，这些检查有助于发现中风的危险因素及了解患者的全身状态。

影像学检查，如 CT 或磁共振（MRI）。对于中风患者，头颅 CT 是最常用的影像学检查手段，特别是对于发病早期脑梗死与脑出血的识别很重要，缺点是对小脑和脑干病变以及小灶梗死显示不佳。与 CT 相比，MRI 可以弥补这些不足，且在脑梗死发病数小时即可显示病灶。功能性 MRI，如弥散加权成像（DWI）和灌注加权成像（PWI），还可以在发病后的数分钟内检测到缺血性改变，这些检查为缺血性中风超早期溶栓提供了依据。但 MRI 的最大缺点是诊断急性脑出血不如 CT 灵敏，且检查所需时间相对较长。另外，数字减影血管造影（DSA）、CT 血管造影（CTA）和磁共振血管成像（MRA）可以显示脑部大动脉的狭窄、闭塞和其他血管病变。

除了以上影像学方面的检查，经颅彩色多普勒超声检查（TCD）对评估颅内外血管狭窄、血管痉挛、血管阻塞等有一定帮助，对预后判断及溶栓治疗检测有参考意义。

此外还有脑电图，尤其是脑电地形图（BEAM）的应用，通过观察脑波变化，可以对中风早期进行诊断，也可以对中风后引起的继发性癫痫、中风后认知功能下降进行诊断，有助于疗效的提高及预后评价。

44. 中风急性期要做哪些检查

答：中风急性期，患者常伴随有高脂血症、糖尿病、高血压等疾病；患者长期卧床，吞咽困难，容易引起肺炎、水和电解质紊乱、血糖应激性升高、应激性消化道出血；患者还容易合并心脏损伤，主要包括急性心肌缺血、心肌梗死、心律失常及心力衰竭等，容易导致死亡，影响中风治疗效果。因此，所有中风急性期患者都应行血常规、大便常规、血糖、肝功能、肾功能、电解质、心肌缺血标志物、凝血功能、血脂等实验室检查，有助于中风后并发症的早期预防、诊断以及治疗；部分患者可根据情况行血气分析、毒理学筛查、血液酒精水平、妊娠试验等，以了解患者是否存在酸中毒、碱中毒、酒精中毒、妊娠反应等，有助于诊断、治疗。另外，当怀疑蛛网膜下腔出血而 CT 未显示或怀疑中风继发于颅内感染性疾病等，可行脑脊液检查。

45. 为什么中风患者需常规做心电图检查

答：一方面，心脏疾病是引起中风的危险因素，心脏损伤是中风急性期患者死亡的主要原因。另一方面，中风患者容易合并心脏损伤，主要包括心肌梗死、心律失常、急性心肌缺血及心力衰竭等。心电图检查有助于了解患者的心脏情况及发现中风的危险因素，有助于疾病的早期诊断，对用药有指导作用。

46. 为什么中风急性期首选 CT 检查

答：中风有缺血性中风和出血性中风之分，两种中风的治疗方案不同，判断是出血性中风还是缺血性中风非常重要。头颅

CT 具有无创性、敏感性和简便迅速等特点，对于早期脑出血的敏感度较高，检查所需时间少。早期脑血肿在 CT 上表现为圆形或椭圆形的高密度影，边界清楚。通过 CT 检查，可以识别绝大多数的颅内出血，并帮助判断非血管性病变，如脑肿瘤、脑炎、脑囊虫等，而且 CT 可准确显示出血的部位、大小、脑水肿情况及是否破入脑室等，有助于指导治疗和判断预后，是中风急性期首选的影像学检查方法。

一般出血性中风在起病 3 小时内 CT 扫描可无异常发现，1～3 天为出血高峰期，4～5 天后，血肿周边开始溶解吸收，10 天后，小血肿已吸收不留痕迹，故出血性中风宜在起病 3 小时后至 1 周内做 CT 检查，以了解病情。

47. 中风有哪些并发症

答：中风后常会引起脑疝、上消化道出血、肺部感染、压疮、下肢静脉血栓、泌尿系感染、情感障碍等并发症。中风后颅腔内某一分腔有占位性病变时，该分腔的压力比邻近分腔的压力高，脑组织从高压区向低压区移位，被挤到附近的生理孔道或非生理孔道，使部分脑组织、神经及血管受压，脑脊液循环发生障碍而引起脑疝。中风后神经调节功能紊乱，引起胃、十二指肠黏膜应激性出血性糜烂和急性溃疡，从而导致上消化道出血。中风后患者吞咽困难、饮水呛咳，卧床舌根后坠，容易误吸，是肺部感染的重要原因。患者长期卧床，皮下静脉血运不畅，导致压疮、下肢静脉血栓的形成。老年人体质弱、长期卧床或活动受限、抵抗力下降，易被病原菌感染，导致泌尿系感染。患者发病前有性格、教育、神经功能等方面的缺陷，易导致情感障碍。

48. 为什么中风急性期会出现血糖升高

答：患者本身是糖尿病患者，且在中风发生前血糖未能得到有效控制，加上中风本身是一种强烈的应激因素，可引起肾上腺素活性增加，儿茶酚胺大量分泌，导致应激高血糖的发生。

49. 为什么中风急性期会出现血压升高

答：中风急性期血压升高的主要原因是原发病损害了人体自动调节机制，导致脑部灌注量减少。此时脑部小血管收缩功能增强而舒张功能下降，血压升高以适应增高的脑血管阻力，维持足够的脑血流量。此外，由于交感神经系统激活，血管活性物质（儿茶酚胺、肾上腺素等）释放增加，从而引起血管收缩，血管外周阻力增加，导致血压升高。持续的疼痛、膀胱充盈、缺氧、烦躁、睡眠障碍等也可引起血压升高。

50. 为什么中风容易造成意识丧失

答：意识是指个体对外界环境、自身状况以及它们相互联系的确认。意识活动包括觉醒和意识内容两方面，前者是指与睡眠呈周期性交替的清醒状态，后者是指感知、思维、记忆、智能、情感、意志活动等。任何意识改变都是脑功能障碍的高度敏感指征。意识清醒有赖于大脑皮质神经元的完整性及其认知功能与脑干上部上行性网状激活系统觉醒机制完善的整合。中风时，病灶的脑动脉血管闭塞，血管破裂，供血区发生供血障碍，损害了大脑皮质神经元与脑干上部上行性网状激活系统，导致不同程度的觉醒水平障碍，从而容易造成意识丧失。轻者为嗜睡，表现为睡眠状态延长，呼唤或推动患者的肢体即可唤醒，并能进行正确的交谈，停止刺激后患者又继续入睡；中者为昏睡，一般外界刺激不能使其觉醒，给予较强烈的刺激时可有短时的意识清醒，醒后可简短回答问题，刺激减弱后又很快进入睡眠状态；重者为昏迷，意识完全丧失，无自发睁眼，缺乏觉醒－睡眠周期，任何刺激均不能将其唤醒。

51. 为什么中风易发生四肢抽搐

答：这种情况是中风后大脑的中风病灶异常放电所致，但是也有可能是再发中风，产生棘波、尖波或棘－慢复合波或尖－慢复合波以及各种频率范围的发作性高波幅放电，导致痫性发作，发生四肢抽搐，即继发性癫痫。建议患者做 CT 排除再次中风，当然也可以做脑电图明确，使用抗癫痫药物，并积极控制相关因素，预防再次中风。

52. 为什么中风易并发消化道出血

答：出血性中风常并发消化道出血，可能是因为出血影响了边缘系统、丘脑、丘脑下部及下行的自主神经纤维。丘脑下部受损，使垂体释放促肾上腺皮质激素增加，使肾上腺皮质激素、胃酸及胃蛋白酶的分泌增多，血浆儿茶酚胺浓度增加，引起胃血管收缩和黏膜缺血，黏膜屏障受损失去对胃蛋白酶及氢离子的抵抗力，导致胃或十二指肠黏膜出现应激性糜烂和溃疡，引起消化道出血。因此，应提高对出血性中风合并消化道出血的警惕性，严密观察，及时采取防治措施。

53. 为什么中风易并发肺炎

答：中风并不直接导致肺炎，并发肺炎有以下几个方面的原因。①年龄：中风常见于老年人，相关研究表明，中风后肺炎的发生率与患者年龄的增长呈正相关。生理上，老年人肺部组织弹性减退，纤毛运动功能下降，导致咳嗽反应迟缓，以致呼吸道分泌物无法正常排出而随重力流向肺底，利于细菌的生长，从而造成肺炎的发生。此外，老年人机体功能减退，免疫力下降，易感染病原菌，造成肺炎的发生。②吞咽困难：这是中风后易引起肺炎的关键因素。中风后，管理吞咽功能的脑部区域受损，导致舌肌、咽喉肌活动受限，吞咽功能下降，出现吞咽困难、喝水呛咳、饮食物不能咽下等情况而造成误吸，吸入肺部的饮食物进而刺激气管、支气管、肺泡，从而导致肺炎的发生。③中风后肢体活动障碍，长期卧床，加之身体抵抗力弱，免疫力下降，易被病原菌入侵，故增加了肺炎的发生率。

54. 为什么中风易并发尿路感染

答：尿路感染是中风患者常见的感染之一，并发尿路感染有以下几方面原因。①年龄：患者多见于老年人，因老年人体质弱、长期卧床或活动受限、抵抗力下降，易被病原菌感染所致。②性别：相关研究显示，女性中风患者尿路感染的发生率高于男性患者。女性患者基于其泌尿生殖系统结构的特殊性，易受分泌物污染；随着年龄的增加，激素水平减退，尿道黏膜发生退行性变，容易出现尿路感染。③与中风严重程度相关。可能是中风后脑部特定区域的损伤，使排尿高级中枢抑制解除，膀胱表现为高反射性，导致尿失禁；或是脑休克导致膀胱表现为低反射，导致尿潴留并引起充盈性尿失禁。④留置导尿：留置导尿管是临床常见的侵入性操作，也是中风患者发生尿路感染最直接的因素。长期、反复插导尿管，一方面容易导致尿道黏膜的损伤，使尿道局部抵抗力下降，而且容易将病原菌带入泌尿道，从而引发尿路逆行感染。另一方面，由于采取了留置导尿，影响了患者排尿的自主性，尿路失去了尿液的冲洗，细菌在局部残留累积，也容易导致尿路感染。⑤中风伴吞咽功能障碍者，因未能摄取足够的营养物质，免疫力低下，加上医院环境病原菌相对较多，也增加了患者发生感染的可能性。

55. 为什么中风急性期易痛风

答：痛风的常见诱因包括受寒、劳累、酗酒、食物过敏、进食富含嘌呤的食物（动物内脏等）、感染、创伤等，其重要的生化基础是高尿酸血症。中风急性期易出现痛风发作，可能有以下几种原因。①中风本身作为应激因素之一，可能是痛风发作的直接诱发因素，严重中风的患者更易诱发痛风发作。②中风后偏瘫伴吞咽功能障碍的患者，因不能主动进食饮水或呛咳导致进食、饮水困难，饮食摄入不足，使得全身血液浓缩，可能导致血尿酸水平升高，从而诱发痛风发作。③脱水药物的应用。中风治疗过程中脱水药物，尤其是高渗性脱水药物的使用，可能造成血液浓缩，血尿酸水平升高，诱发痛风。④由于中风后患侧肢体营养不良、活动量减少、长期处于固定体位等造成肢体循环不良，亦增加了中风后痛风的发生率。

56. 为什么中风会头痛

答：头痛可发生于中风的任意时段，也是中风常见症状之一。中风时血压增高、中风后的颅内压增高以及中风所导致的脑组织缺氧都是引起头痛的主要原因。另外，头痛还可能是由于病变部位直接或间接刺激特定的神经，分泌神经递质作用于颅内外血管，引起血管舒缩功能障碍而诱发的。

57. 为什么中风后会持续性高热不退

答：中风后持续性高热是中枢性高热的缘故，中枢性高热是中风较常见的危重症之一，主要是因丘脑下部散热中枢受损引起，多见于丘脑、脑干和脑室出血，以及脑干梗塞、脑疝。其临床多表现为持续高热（39～40℃），躯干皮肤温度高而肢体温度不高，不出汗；解热镇痛药不能降温；无寒战，不伴有其他感染中毒征象，无感染的血象改变；常伴有其他丘脑下部症状，如血糖升高、应激性溃疡、蛋白尿等。

58. 为什么中风后会出现顽固性呃逆

答：呃逆，俗称打嗝，是横膈不由自主地间歇性收缩所致。偶尔打嗝不足为奇，但如果持续打嗝，可能是某种疾病的征象。顽固性呃逆较常见于脑干缺血性中风，特别是延髓和脑桥的病变，使迷走神经、副交感神经、舌下神经功能受损，从而引起呃逆，亦可由于中风后胃肠功能紊乱、电解质紊乱、精神因素等引起。

59. 为什么中风发病后病情会逐渐加重

答：在中风发病后的超早期（1～6 小时），病变脑组织变化不明显，可见部分血管内皮细胞、神经细胞及星形胶质细胞肿胀，线粒体肿胀空化，患者神经功能缺损症状不明显；急性期（6～24 小时），缺血区脑组织苍白、轻度肿胀，神经细胞、胶质细胞及内皮呈明显缺血改变，产生脑水肿，患者出现神经功能缺损症状；坏死期（24～48 小时），大量神经细胞消失，胶质细胞坏死，中性粒细胞、淋巴细胞及巨噬细胞浸润，脑组织明显水肿，患者神经功能缺损症状达到高峰期。由此可以看出，中风发病后病情会逐渐加重。究其原因，主要是以下几个方面。虽然患者在医院积极治疗，但是脑水肿在短期内未能控制，患者神经功能缺损症状逐渐加重；大面积中风、脑干部位中风也容易导致意识障碍、四肢偏瘫、眼神经麻痹、针尖样瞳孔、大脑强直反应；加之患者体质弱，容易出现肺部感染、压疮、尿路感染以及再次中风、血管痉挛、脑积水等。这些都可使得中风发病后病情逐渐加重。

60. 为什么中风患者要保持大便通畅

答：便秘是老年中风患者常见的胃肠道症状。大量研究证实，中风后便秘对患者有较大的危害。一方面，便秘较易发生亚健康症状，出现头晕、心悸、乏力、烦躁不安、失眠等症状，影响老年中风患者的生活质量。另一方面，中风患者排便时由于用力过度引起颅内压升高，从而诱发或加重病情，甚至威胁患者生命，严重影响中风的预后。因此，中风患者保持大便通畅可降低因便秘给患者带来的危害，提高患者生活和生存的质量。

61. 中风易遗留哪些后遗症

答：缺血性中风由于各种原因引起脑部血液供应障碍，导致脑组织缺血、缺氧性坏死，引起相应的神经系统症状和体征，这种损害是不可逆的，从而容易遗留后遗症。常见的后遗症有半身不遂、言语不利、口眼㖞斜、吞咽困难、认知障碍等。

62. 什么是中风后抑郁

答：中风后抑郁（post-stroke depression，PSD）是指在中风的基础上出现一种情感性精神病，主要表现为情感低落，思维缓慢，语言动作减少、迟缓，常伴心悸、躯体不适及睡眠障碍。中风后抑郁属中医学"郁证"的范畴，病位虽然在脑，但情志不遂是郁证的致病原因，因病而郁，因郁而病，常互为因果，是中风与抑郁合病。临床表现既有中风后导致的半身不遂、言语不利、口眼㖞斜等，又有郁证所表现出的心情抑郁、情绪不宁、失眠、胸部满闷、胁肋胀痛、易怒喜哭、咽中如有异物梗阻等症状。

63. 中风后遗症会引起死亡吗

答：中风后会引起认知障碍、半身不遂、言语不利、口眼㖞斜、吞咽困难、认知障碍、情感障碍等后遗症。轻者不会影响日常生活能力，不会造成死亡；重者会严重影响日常生活能力，对家庭、社会造成影响，长期吞咽困难、生活不能自理、卧床不起，容易引起尿路感染、肺部感染、水和电解质紊乱、酸碱平衡失调等，最后疾病发展，会导致死亡。

（二）西医基础

扫码听书

64. 什么是脑梗死

答：脑梗死，又称缺血性脑卒中，是指因脑部血液循环障碍、缺血、缺氧所致的局限性脑组织的缺血性坏死或软化灶，从而引起相应的神经系统症状和体征，主要表现为眩晕、头痛、恶心呕吐、肢体偏瘫、偏身感觉异常、失语、吞咽困难、构音障碍等。脑梗死的分型方法很多，牛津郡社区卒中计划分型将其分为4型：全前循环梗死、部分前循环梗死、后循环梗死、腔隙性梗死，该分型更适宜临床工作的需要，有助于急性脑梗死的治疗。根据起病形式和病程将脑梗死分为两型：完全型，指起病6小时内病情达到高峰；进展型，病情逐渐进展，可持续6小时至数天。按发病机制，将脑梗死分为动脉粥样硬化性血栓性脑梗死、脑栓塞、腔隙性脑梗死及脑分水岭梗死等。

65. 什么是分水岭性脑梗死

答：分水岭性脑梗死是发生在脑的两条主要动脉分布区交界处的脑梗死，约占全部脑梗死的10%，常见于大脑皮质动脉供血区之间、基底核区小动脉供血之间的边缘带组织。发病年龄多在50岁以上，病前可有高血压、动脉硬化、冠心病、糖尿病、低血压等，部分患者有短暂性脑缺血发作史，起病时血压常偏低。皮质前型表现为以上肢为主的中枢性偏瘫及偏身感觉障碍，可伴有额叶症状，如精神障碍、强握反射等，优势半球受累有经皮质运动性失语。皮质后型以偏盲最常见，可有皮质感觉障碍、轻偏瘫等，优势半球受累有经皮质感觉性失语，非优势半球受累有体像障碍。皮质下型可累及基底节、内囊及侧脑室体部等，主要表现为偏瘫及偏身感觉障碍等。

66. 什么是高血压性脑梗死

答：高血压性脑梗死的临床表现与动脉粥样硬化性脑梗死不同，与高血压性脑出血相似，通常发病年龄在 40 岁以上，白天活动或激动时急性起病，有多年高血压病史，起病时血压会增高，一般在 200/110mmHg 以上，意识大多清醒，嗜睡和浅昏迷较少出现，有不同程度的肢体偏瘫症状，瘫痪恢复比较缓慢。腰穿脑脊液无色透明，常规及生化检查正常，头颅 CT 检查未见出血病灶。

67. 什么是糖尿病性脑梗死

答：糖尿病可引起脑内小血管病，是动脉硬化性脑梗死常见的危险因素，糖尿病患者脑梗死发病率较高，常合并冠心病、高脂血症、高血压。糖尿病患者好发腔隙性脑梗死，若发生脑干梗死，常使血糖水平升高，尤其是血糖突然增高伴糖化血红蛋白增高者，一般恢复慢、预后较差，这类患者在脑梗死急性期静脉滴注葡萄糖可加重病情，甚至死亡。糖尿病性脑梗死的发生、发展及预后与血糖水平存在密切的关系，应尽早将血糖控制在正常水平。

68. 什么是脑血栓形成

答：脑血栓形成属于脑梗死范畴，是脑梗死最常见的一个类型。脑血栓多发生于 50 岁以上的中老年人，多伴有高血压、高脂血症、肥胖等疾病，是脑动脉主干或皮质支动脉粥样硬化导致血管增厚、管腔狭窄闭塞和血栓形成，引起脑局部血流减少或供血中断，脑组织缺血缺氧导致软化坏死，出现局灶性神经系统症状。动脉粥样硬化是本病的基本病因，脑血栓形成多在安静或睡眠中发病，头痛、呕吐少见，部分病例有短暂性脑缺血发作前驱症状，表现为突然出现偏侧上下肢麻木无力、口眼㖞邪、言语不清等症状，无脑膜刺激征，脑脊液多正常，眼底可见动脉硬化，CT 见脑内低密度灶。

69. 什么是腔隙性脑梗死

答：腔隙性脑梗死是持续性高血压、小动脉硬化造成的一种特殊类型的脑血管病，是供应脑深部的小动脉闭塞而产生的微梗死，晚期因微小梗死灶软化，坏死组织被清除而留下小的囊腔，因此而得名。一般腔隙梗死灶的直径多在 1cm 以下，但均不超过1.5cm。急性或逐渐起病，一般无头痛，也无意识障碍。由于腔隙性梗死的病灶较小，许多患者并不出现临床症状，大约 3/4 的患者是 CT、MRI 检查时偶然发现。本病常反复发作，引起多发性腔隙性脑梗死，称为腔隙状态。本病常累及双侧皮质脊髓束和皮质脑干束，出现假性延髓性麻痹、痴呆、帕金森综合征。

70. 什么是脑栓塞

答：脑栓塞属于脑梗死的另一个类型，多发于青壮年，是指血液中的各种栓子，如心脏内的附壁血栓、动脉粥样硬化的斑块、脂肪、肿瘤细胞、纤维软骨或空气等，随血流进入脑动脉而阻塞血管，当侧支循环不能代偿时，引起该动脉供血区脑组织缺血性坏死，出现局灶性神经功能缺损。心源性脑栓塞常发生于颈内动脉系统，椎基底动脉系统相对少见，约占缺血性中风的 1/3。脑栓塞按栓子来源分为 3 类：心源性脑栓塞、非心源性脑栓塞、来源不明脑栓塞。脑栓塞可发生于脑的任何部位，由于左侧颈总动脉直接源于主动脉弓，故发病部位以左侧大脑中动脉的供血区较多，其上干是最常见的发病部位。脑栓塞是起病速度最快的一类中风，症状常在数秒或数分钟之内达到高峰，多为完全性中风，起病后多数患者有意识障碍，但是持续时间常较短，一般无头痛、呕吐症状，以肢体偏瘫多见，无脑膜刺激征，脑脊液正常，眼底可见动脉栓塞，CT 见脑内低密度灶。

71. 什么是出血性脑梗死

答：出血性脑梗死是指脑梗死病灶内继发出血，大约占脑梗死的 30%～40%。出血性脑梗死容易继发于大面积脑梗死，主要因其起病急骤，导致脑梗死病灶中心血管快速坏死，当血栓溶解、栓子破碎移向远端，闭塞血管再通和重灌注时，发生脑血管血液漏出，梗死灶呈现小片状、点状或融合性大片出血。心源性栓塞常见出血性脑梗死，溶栓或抗凝治疗也可以诱发。出血性脑梗死一般多发生在脑梗死后 1～21 日，以 3～14 天者最多。脑梗死治疗无效时应该警惕是否存在出血性脑梗死。脑脊液检查从无色透明变为血性、黄变或者镜下较多红细胞，头颅 CT 可见低密度梗死灶中出现点状、斑片状、曲线状或环状高密度出血灶，大量出血可见在低密度区中有融合成片的团块状高密度血肿。

72. 什么是脑出血

答：脑出血常见于中老年人，是指非外伤性脑实质内血管破裂引起的出血，占全部中风的20%～30%，发生的原因主要与脑血管的病变有关，即与高脂血症、糖尿病、高血压、血管的老化等密切相关。脑出血的患者往往由于情绪激动、费劲用力而突然发病，起病急，早期死亡率很高，常有意识障碍，呈持续性，伴头痛、呕吐、肢体偏瘫，血压明显升高，患侧瞳孔变大，有脑膜刺激征，脑脊液压力增高、含血，眼底可见动脉硬化，可见视网膜出血，CT见脑内高密度灶。幸存者中多数留有不同程度的运动障碍、认知障碍、言语吞咽障碍等后遗症。

73. 什么是脑疝

答：正常颅腔内某一分腔有占位性病变时，该分腔的压力比邻近分腔的压力高，脑组织从高压区向低压区移位，被挤到附近的生理孔道或非生理孔道，使部分脑组织、神经及血管受压，脑脊液循环发生障碍而产生相应的症状，称为脑疝。脑疝按部位分为小脑幕切迹疝、小脑扁桃体疝、扣带回疝。按发病规律，可将脑疝分为脑疝初期、脑疝中期、脑疝晚期。临床表现主要有头痛、呕吐、视盘水肿，称为"颅高压三联征"。因脑疝会危及患者的生命，故要高度重视并及时处理，让患者转危为安。

74. 什么是蛛网膜下腔出血

答：蛛网膜下腔出血好发于青壮年，女性多于男性，是指脑底部或脑表面的病变血管破裂，血液直接流入蛛网膜下腔引起的一种临床综合征，又称为原发性蛛网膜下腔出血，约占急性中风的 10%。蛛网膜下腔出血起病突然，常见的起病方式是数秒或数分钟发生的头痛，常由情绪激动、剧烈运动等引起，主要表现为剧烈头痛，持续不能缓解或进行性加重，多伴有恶心、呕吐，可有意识障碍或暴躁、谵妄、幻觉等精神症状，少数出现部分性或全面性癫痫发作，发病数小时后可出现脑膜刺激征（颈强直测试、Kernig 征、Brudzinski 征）阳性。

常见并发症：①再出血是蛛网膜下腔出血最重要的急性并发症，原因多为动脉瘤，患者在病情稳定后又突发剧烈的头痛、呕吐、痛性发作、颈强，甚至出现昏迷、去脑强直发作，激动、紧张、用力排便、剧烈咳嗽、坐起活动、血压过高是常见的诱发因素。CT可见脑池或沟回高密度积血，复查腰穿可见鲜红色脑脊液。②脑血管痉挛常发生于蛛网膜下腔血液环绕的血管，血管痉挛严重程度与蛛网膜下腔出血量有关，导致 1/3 以上病例脑实质缺血，出现轻偏瘫等局灶性体征，经颅多普勒（TCD）或者数字减影血管造影（DSA）可以明确诊断。③脑积水是蛛网膜下腔出血引起蛛网膜下腔脑脊液吸收障碍所致，包括急性脑积水和正常颅压脑积水，以后者多见。急性脑积水发生于蛛网膜下腔出血后 1 周内，因脑室和脑池积血，血液沉积在基底池及第四脑室诸孔，堵塞蛛网膜颗粒而影响脑脊液回收，表现为剧烈头痛、呕吐、进行性嗜睡、昏迷、瞳孔缩小、下肢腱反射亢进等。正常颅压脑积水是蛛网膜下腔出血远期并发症，因脑池蛛网膜粘连使脑脊液循环受阻及蛛网膜颗粒回收脑脊液减少所致，表现为进行性智能衰退、步态不稳、锥体束征或锥体外系症状、尿失禁等。

75. 什么是血管性痴呆

答：血管性痴呆（vascular dementia，VD）是指各种脑血管疾病，如缺血性中风、出血性中风等，导致的脑功能障碍，从而产生大脑智能及认知功能障碍的临床综合征，是一种慢性进行性疾病，严重影响老年人的生活质量。血管性痴呆多发生于中风后3个月内，表现为性格改变、情绪不稳定、认知功能障碍，晚期则表现为记忆力、自知力、运算能力、分析能力等均严重受损而形成全面痴呆。血管性痴呆的预后与引起血管损害的基础疾病和颅内血管病灶的部位有关。通过改善脑循环、预防脑血管病复发可减轻症状，防止病情进一步恶化。

76. 什么是肩－手综合征

答：肩－手综合征（shoulder-hand syndrome，SHS），又称反射性交感神经营养不良综合征（reflex sympathetic dystrophy，RSD），是指中风后并发的以肩部疼痛性运动障碍及同侧手腕肿胀、疼痛和肢体运动障碍为主要表现的综合征，是中风偏瘫患者的常见并发症，是影响上肢功能恢复的主要原因。因疼痛较重并发挛缩，肩－手综合征成为康复的阻碍因素，是引起残疾的主要原因，它通常影响一个肢体，但也可影响多个肢体或身体的任何部分，仅有1/5的患者能够完全恢复以前的活动。

77. 什么是颅高压综合征

答：颅高压综合征不是一种独立的疾病，它是由于中风、脑炎、颅脑肿瘤等一些颅内疾患引起脑部血液循环障碍、脑水肿、颅压增高所导致的一种综合征。

颅高压综合征的常见表现：①颅高压三联征：剧烈头痛、喷射性呕吐、视盘水肿。②呼吸、循环、体温等生命征的改变。③意识障碍的改变，如嗜睡、昏睡、谵妄、昏迷等。④神经系统受损表现。⑤弥漫性脑缺氧、颅神经受压，甚至脑疝形成等。

78. 中风有什么危害

答：中风已成为危害人类健康的重大疾病之一，其具有高发病率、高致残率、高致死率、高复发率的特点，并且医疗费用高，严重威胁人民健康和生活质量，同时给家庭和社会带来了沉重的负担。我国每年缺血性中风的发病率明显高于世界水平，随着我国老龄化社会的来临，该病发病率仍呈上升趋势，给国家带来更大的疾病负担。中风患者不仅自身遭受病痛的折磨，严重影响其生活质量，也给家人带来沉重的经济和身心负担。

中风发病快，脑细胞在完全缺氧的状态下仅 8 分钟就会发生坏死，功能不可逆。如果堵塞严重，坏死的区域大，或发生中风的部位在脑干等生命中枢区域，或导致人的基本呼吸、心率的调节受到破坏，或血管破裂出血，导致颅压变化，易引起脑疝的出现，压迫人的呼吸心跳中枢，导致全身功能的失常，最终走向死亡。

79. 中风有哪些危险因素

答：中风的可控危险因素包括高血压、心脏病、糖尿病、血脂代谢异常、高同型半胱氨酸血症、短暂性脑缺血发作、吸烟、酗酒、肥胖、口服避孕药、无症状性颈动脉狭窄、感染、情绪应激、抗凝治疗等。

年龄、性别、种族、遗传因素是不可控制的危险因素。

80. 西医中风的病因是什么

答：西医学认为，脑动脉粥样硬化是中风最主要的原因，高血压、血脂代谢异常、糖尿病可加速中风的发生，心源性的疾病、脑血管的畸形、各种原因所致的血管病、血液成分的改变、血流动力学异常等都是导致中风发病的原因。另外，长期吸烟酗酒、生活习惯不佳、饮食过咸、习惯性便秘也都是中风发病的原因。

81. 中风的好发人群有哪些

答：中风是危害人类健康的重要疾病，有着发病率高的特点，好发人群比较广泛。①有不良生活习惯者易患中风，如经常吸烟、酗酒的人，饮食偏咸、膳食中含饱和脂肪酸过多者。②血压异常者，尤其是高血压患者更易引发中风，而且无论是高血压还是低血压，血压突然增高或降低都有可能引发中风。③脑血管畸形者，如脑血管先天发育畸形或先天性血管壁缺陷，情绪、外伤、血压变化都易引起中风。④心脏病患者易引发中风，心肌梗死、心律失常、细菌性心肌膜炎及心脏瓣膜疾病者，或做过心脏手术、安装人工心脏起搏器者易出现血栓，引发中风。⑤糖尿病患者也易患中风，因代谢紊乱，使动脉粥样硬化加重，从而导致中风的发生。⑥缺乏运动、休息欠佳者易导致肥胖，造成机体功能紊乱，不利于机体代谢，使血管功能衰退加重，从而引发中风的发生。⑦血脂代谢异常者、高同型半胱氨酸血症者，因机体代谢异常，易导致动脉粥样硬化斑块形成，使血管硬化、狭窄，从而导致中风。

82. 西医对中风先兆是如何认识的

答：西医学认为，中风先兆是指短暂性脑缺血发作，是局灶性脑缺血所致的神经系统局限性功能障碍。临床症状的发生和消失均很迅速，可持续数秒、数分钟，24小时内完全恢复，不留有任何局灶性神经症状，可反复出现。

中风先兆是中风前的"警告提示"，应高度重视，及时就医，避免进一步发展成中风。

83. 为什么大脑会突然感到一片空白

答：大脑突然一片空白是一种短暂性的意识障碍的表现，多由于一过性的脑供血不足，大脑的供血供氧情况发生改变所致。经常的一过性的大脑空白，或者伴有黑蒙现象，这都可以认为是中风先兆的表现，应引起重视。

84. 突然头晕、呕吐是中风先兆吗

答：突发的头晕、呕吐，或伴有天旋地转，站立不稳，步履蹒跚，肢体乏力，甚至失去平衡摔倒于平地，这种现象持续时间不长，仅有几秒钟或几分钟，可自行缓解消失，这是中风先兆的表现。头晕、恶心、呕吐可能是脑干或者小脑短暂缺血、梗死、出血等引起的神经症状。对于有高血压、脑动脉硬化病史的患者来说，突然出现头晕、呕吐更应高度警惕中风的发生。

85. 血压突然升高是中风先兆吗

答：血压的突然升高是中风先兆的表现，具体来说，高血压本身就是中风的危险因素。突然的血压变化，可由情绪过激、过度劳累、用力过猛、气候变化、大便干结等原因造成，这些都是诱发中风的重要原因。血压突然升高要高度怀疑是否有中风的发生。血压升高可以是颅压增高的表现，可以是血管破裂出血的表现，也可以是血管痉挛的表现。总之，突然的血压升高，应注意及时用药就医。

86. 突发剧烈头痛是中风先兆吗

答：剧烈的头痛，部位可在头的颞部、后枕部及全头部，可间断性发作至持续性疼痛，以刺痛、胀痛、钝痛为主，或伴有恶心、呕吐。引起剧烈头痛的原因可能是脑部动脉内压力突然升高，使血管壁的痛觉感受器受到刺激引起的；也可能是脑动脉瘤发生小的裂缝、少量出血而引起的。这些问题如不加以重视，就可发展至中风。因此，发生剧烈的头痛要考虑是中风先兆。

87. 突发肢体麻木是中风先兆吗

答：在临床上常见到有些患者偶尔或持续出现半身麻木，有时还伴有口唇发麻、舌麻、面麻等，患者也未重视，直到麻木加重，甚至出现该侧肢体无力或瘫痪时，才追悔莫及，到医院检查治疗。

大脑的一侧半球支配着对侧面部、肢体的感觉功能和运动功能。如果该侧的颈内动脉系统出现脑供血不足时，影响大脑皮层的感觉中枢，便会使对侧肢体麻木，或产生蚁行感、烧灼感等异常感觉。

一般来说，中年以上的人多开始出现脑动脉血管硬化，而且随着年龄的增长，病情会加重，管壁增厚，管腔狭窄或闭塞，进而发生脑梗死。如果梗死灶较小，只损害了管理感觉功能的神经组织，则只能造成对侧躯体某一部位麻木或半身麻木；而有的是短暂性脑供血不足，故只引起阵发性麻木。若缺血性脑组织进一步扩展，病变动脉闭塞的程度进一步加重，对侧面部、躯体的麻木可由局部扩展到半身，由短暂性麻木演变为持续性麻木。病损区域扩大并损害了管理运动中枢的脑组织时，便可出现对侧肢体无力或瘫痪的情况。

因此，中老年人特别是高血压、脑动脉硬化患者，一旦出现肢体麻木，或同时出现面部麻木、舌麻、口唇发麻等感觉异常时，则预示中风的先兆，不可掉以轻心，必须到医院做相应的检查，并接受正规的二级预防治疗，以避免神经功能障碍的进一步恶化。

88. 经常打呵欠是中风先兆吗

答：频繁打哈欠可能是中风发生的危险信号，当脑动脉硬化逐渐加重，管腔愈来愈窄，脑缺血缺氧加重，特别是呼吸中枢缺氧时，会引起反射性的哈欠，多发生在缺血性中风发作前 5～10 天内。因此，哈欠连绵应看作是中风先兆，是重要的报警信号。

89. 什么是头部 CT

答：头部 CT 是指用 X 线束围绕人体头部旋转，以外眼角至外耳孔中心连线为基线，依次向上进行层面扫描，每层约 10mm，由探测器接收透过该层面的 X 线，转变为可见光后，由光电转换器改变为电信号，再经模拟 / 数字转换器转为数字，输入电脑，是急诊筛查各种神经系统疾病最常用的检查方法。

90. 什么是核磁共振（MRI）

答：核磁共振（MRI）是一种医学影像新技术，是利用人体中的氢原子核（质子）在磁场中受到射频脉冲的激励而发生核磁共振现象，产生核磁共振信号，经过信号采集和计算机处理而获得重建断层图像的成像技术，对脑、心脏、大血管等有绝佳的诊断功能。MRI 的黑白对比源于体内各种组织 MR 信号的差异。T1 成像时高信号组织（如脂肪）呈白色，低信号组织（如体液）呈黑色。T2 成像时高信号组织（如体液）呈白色，低信号组织呈黑色。空气和骨皮质在 T1WI 或 T2WI 均为黑色。T1WI 有助于显示解剖细节，T2WI 有助于显示病变结构。优点：MRI 检查颅脑病变不出现颅骨伪影，清晰显示 CT 不易检出的脑干和后颅窝病变，对脑灰质与白质产生明显的对比度，可显示出脱髓鞘、变性和脑白质病变等。MRI 显示脊髓病变较优越，堪称不用造影剂的脊髓造影，可从冠状位、尺状位和横位显示脊髓肿瘤、空洞症、椎间盘脱出和脊髓转移瘤等。缺点：MRI 显示急性颅脑损伤、颅骨骨折、钙化灶、急性出血等不如 CT。

患者体内如有金属置入物，如义齿、心脏起搏器和脑动脉瘤手术银夹等不能进行 MRI 检查。因为体内金属或者磁性物质会干扰核磁磁场，影响图像采集和成像，而且金属或者磁性物质在磁场中会受到影响，损害受检者的身体，故体内有金属物品或磁性物质的患者不能进行 MRI 检查。另外，有生命危险的危重患者、幽闭恐惧症患者、怀孕不到 3 个月的孕妇最好也不要做 MRI 检查。

91. 为什么偏瘫 CT 未见异常仍诊断为脑梗死

答：偏瘫是指一侧上下肢肢体瘫痪，病变多在对侧大脑半球内囊附件。脑梗死发病后 1～2 天内脑部病灶尚未形成，故发病后 1～2 天内脑部 CT 检查一般会没有影像学改变。而脑出血早期行 CT 检查即可准确的显示出血的部位、大小等，故出现偏瘫但头颅 CT 未见异常，则排除脑出血，可考虑诊断为脑梗死。

92. CT 未发现病灶为什么还要做 MRI

答：对于缺血性脑梗死，CT 平扫在病后 24 小时内常难以显示病灶，而 MRI 对脑梗死灶发现早、敏感性高，发病后数小时即可见局部脑组织的改变，同时对基底节区、丘脑、脑干及小脑的腔隙性梗死灶也具有很高的敏感性。此外，MRI 检查颅脑病变不出现颅骨伪影，清晰显示 CT 不易检出的脑干和后颅窝病变，对脑灰质与白质产生明显的对比度，可显示出脱髓鞘、变性和脑白质病变等。MRI 显示脊髓病变较优越，堪称不用造影剂的脊髓造影，可从冠状位、尺状位和横位显示脊髓肿瘤、空洞症、椎间盘脱出和脊髓转移瘤等。

93. 为什么脑 CT 和 MRI 有出血或梗死灶却没有不适

答：因为病灶较小、部位较深或多发生在大脑静区及非功能区域，可能没有明显的症状或症状表现轻微，所以易被忽略。此外，在睡眠时发病或是对发病反应迟钝的高龄患者也可能出现此现象，这种无症状的脑出血或脑梗死，一般病情较轻，预后良好。

94. 经颅多普勒超声（TCD）对中风的诊疗有何意义

答：经颅多普勒超声（TCD）是一种无创检测方法，可客观检测动脉结构和动脉硬化斑块形态，对中风的诊疗具有重要意义。TCD 可以检测出异常指标，如血管内膜弥漫性或节段性增厚、管腔动脉硬化斑块形成、动脉狭窄或闭塞、血管走形异常、血流方向异常、先天发育异常等，可应用于检测颈动脉粥样硬化、先天性颈内动脉肌纤维发育不良、颈动脉瘤、大动脉炎、锁骨下动脉窃血综合征等疾病，协助诊断治疗。

95. 什么是脑血管造影（DSA）

答：脑血管造影（DSA）是近年来广泛应用于临床的一种崭新的 X 线检查，应用时先选一入路动脉，一般选用右股动脉，通过右股动脉放置一动脉鞘，通过该动脉鞘管选用不同导管，在导丝引导下，选进所要显示的动脉，注入含碘造影剂。造影剂所经过的血管轨迹连续摄片，通过电子计算机辅助成像为脑血管数字减影造影。DSA 不但能清楚地显示颈内动脉、椎基底动脉、颅内大血管及大脑半球的血管图像，还可测定动脉的血流量，故已被用于脑血管病检查，特别是对动脉瘤、动静脉畸形等定性定位的诊断，不仅能提供病变的确切部位，而且对病变的范围及严重程度亦可清楚地了解，可为手术提供较可靠的客观依据。另外，对于缺血性脑血管病，DSA 也有较高的诊断价值。DSA 可清楚地显示动脉管腔狭窄、闭塞、侧支循环建立情况等，对于脑出血、蛛网膜下腔出血，可进一步查明导致出血的病因，如动脉瘤、动静脉畸形、动静脉瘘等，是脑血管疾病有效的诊断方法。

DSA 适应证：颅内血管性病变，如动脉粥样硬化、栓塞、狭窄、闭塞性疾病、动脉病、动静脉畸形、动静脉瘘等；颅内占位性病变，如颅内肿瘤、脓肿、囊肿、血肿等，还包括颅脑外伤所致的各种脑外血肿以及手术后观察脑血管循环状态。例如，颈动脉分支处无症状杂音，也有隐匿无杂音和无症状颈动脉狭窄，通过 DSA 可显示患者颈内、颈外和锁骨下动脉狭窄，显示狭窄程度，为动脉内膜切除术及经皮腔内血管成形术提供指征；短暂性缺血发作（TIA），通过 DSA 可显示狭窄侧颈内动脉虹吸部较对侧充盈延迟，间接提示近端存在狭窄；动脉瘤、动静脉畸形、动静脉瘘、颅内肿瘤，通过 DSA 可显示出病灶、瘤体大小、肿瘤供血区，为选择合适的手术方案提供依据。

96. 改善脑血管循环有什么意义

答：长期的大脑供血供氧不佳会导致脑细胞的凋亡，增加脑血管疾病发生的概率。改善脑血管循环，有助于改善脑部慢性广泛的供血不足引发的脑部缺血缺氧症状；有助于调节脑血流量变化，减轻慢性脑供血不足的发生，使脑组织、细胞得以正常工作；有助于延缓动脉粥样硬化的进展。改善脑血管循环，是中医活血化瘀通络的体现，通过改善气血循环，消除痰浊血瘀，使脑络通畅，清窍濡养充沛，则脑聪体健，不易发生中风等疾病。

97. 为什么坐着打盹易导致脑缺血

答：有时候时间不够，或者是个人习惯，很多人会选择坐着打盹休息，其实，长期如此不利于身体健康。人坐着打盹时，身体不能有效放松，常会导致腰酸背痛，不利于解除疲劳。尤其是午饭后，血液主要集中在胃肠，供给脑部的血液偏少，缺血缺氧情况增加，人坐着睡着后，会因血管扩张，血液流动减慢，坐姿下流经大脑的血液更加减少，可导致头晕头痛、下肢不适、耳鸣等情况的发生，久而久之容易引起脑缺血的发生。

98. 为什么中风患者要做腰穿

答：脑脊液存在于脑室及蛛网膜下腔内，做腰穿检查时，使患者左侧卧位，曲颈抱膝，确定穿刺点，常规铺巾消毒，局部浸润麻醉，右手持穿刺针以垂直背部的方向缓慢刺入，测量颅内压及采集脑脊液样本送检验科检查，辨别脑膜炎、脑炎、蛛网膜下腔出血、脱髓鞘等，有助于中风的鉴别诊断以及了解颅内的压力情况，采取相应的治疗措施。

适应证：各种原因引起的脑膜炎，临床怀疑蛛网膜下腔出血而头颅 CT 尚未能证实时或与脑膜炎等疾病鉴别有困难时，脑膜癌瘤病的诊断，中枢神经系统血管炎、脱髓鞘病变及颅内转移瘤的诊断和鉴别诊断，脊髓病变和多发神经根病变的诊断和鉴别诊断，脊髓造影和鞘内药物治疗，怀疑颅内压异常。

禁忌证：颅内压升高伴有明显的视盘水肿者和怀疑后颅窝肿瘤者；穿刺部位有化脓性感染灶或脊椎结核者、脊髓功能已处于即将丧失的临界状态者；血液系统疾病有出血倾向者，使用肝素等药物导致出血倾向者，以及血小板＜5000mm³者；开放性颅脑损伤者等。

99. 为什么中风患者要检查心脏

答：①因为患者中风后心脏会受到不同程度的影响。②因为中风有可能是心脏疾病所致，譬如心房纤颤或其他原因造成心腔内有血凝块，血凝块脱落以后会顺着血流进入脑动脉，造成脑动脉堵塞。因此，患者中风一定要查心脏。医生会根据病情需要安排心电图、超声心动图等检查。

100. 为什么中风要检查颈部动脉

答：连接心脏和脑动脉的是颈部的4条动脉（前面两条颈动脉和后面两条椎动脉），因此尽管头在上颈在下，但这些颈部动脉却是通往脑组织的上游动脉，我们可以统称其为"颈部动脉干"。如果颈部动脉干中的某一条或多条动脉的管壁像老化的水管一样有很多的锈垢（动脉粥样硬化斑块），那么这些斑块的碎片一旦掉下来，就有可能顺着血流进入脑动脉而造成脑梗死。此外，颈部动脉干的管腔变窄或闭塞，其下游（脑动脉）还可以因得不到足够的血液供应而出现脑梗死。因此，中风患者必须要检查上游的颈部动脉是否有粥样硬化斑块以及颈部动脉的通畅程度。检查颈部动脉干病变的方法有颈动脉超声、颈动脉CT血管成像（CTA）、颈动脉磁共振血管成像（MRA）和脑动脉造影（DSA）。

101. 为什么要检查脑底动脉环

答：颈部 4 条动脉进入颅腔后在脑底部汇集成一个脑底动脉环，也称 Willis，从这里再向脑组织的四面八方供应血液。动脉环上发出供应脑组织的主要分支动脉有供应到大脑半球主要部位的左右侧大脑中动脉，供应到大脑前部的左右侧大脑前动脉，供应到大脑后部和小脑的左右侧大脑后动脉，供应到脑干（在脑组织中居中而立）的一条基底动脉。脑底动脉环也像颈部动脉干一样容易出现动脉粥样硬化，粥样斑块脱落到更下游的终末小动脉，或形成血栓堵塞终末小动脉开口，或管腔变窄导致脑组织得不到足够的血液供应，这些都能导致脑梗死。因此，必须要用仪器来检测脑底动脉环上的动脉是否有病变。检查脑底动脉环病变的方法包括经颅多普勒超声（TCD）、CT 血管成像（CTA）、颈动脉磁共振血管成像（MRA）和脑动脉造影（DSA）。

102. 什么是脑血管介入治疗

答：血管介入治疗是指在医学影像设备的引导下，应用选择性或超选择性血管造影，在明确病变部位、性质、范围和程度后，采用穿刺针、导丝、导管等器械，经过血管途径进行诊断与治疗的操作技术。脑血管介入治疗一般为经肱动脉或股动脉插管法注入造影剂，待病灶显影后，再利用相关的治疗药物或工具对病灶进行处理，以达到治疗的目的。脑血管介入治疗主要包括经导管栓塞术、经皮血管腔内血管成形术、心脏瓣膜狭窄经皮球囊成形术、经导管灌注药物治疗、经皮摘取血栓和经皮取血管内异物等几种介入手术方法，主要适用于血管出血、血管瘤、动脉闭塞、肺动脉瓣狭窄、主动脉狭窄、胃肠出血、原发性肝癌、原发性肺癌等。

当头颈部 CT 血管造影、数字减影血管造影或磁共振动脉成像显示有血管狭窄、动脉瘤、动静脉畸形破裂出血等病变，无手术禁忌证时，可以选择行血管介入治疗。另外，探查脑出血及蛛网膜下腔出血的病因时可行血管介入检查。

103. 什么是不健康的生活方式

答：健康的生活方式必须做到人和社会相适应、人和环境相和谐，要有健康的人生观与世界观，即中医所说的形神合一、起居有常、饮食有节、精神调达。违背这些规律，如不良的饮食方式及习惯、不规律的作息、吸烟酗酒、精神紧张、缺乏交流、长期久坐、缺乏运动、过劳过逸等，这些都是不健康的生活方式。

104. 为什么脑干出血容易死亡

答：脑干位于脑的最底部，从脑干共发出 12 对颅神经，整个脑干内交错排列着网状结构，它有重要的植物调节中枢，能调控心脏活动、循环和呼吸等生命功能，并且还能发出冲动到大脑皮质以保持完整的意识，网状结构的上行传导束还影响脊髓运动神经元。脑干出血包括脑桥出血和中脑出血，高血压、动脉硬化是脑干出血的主要病因。脑干出血多是由于高血压导致基底动脉中央支破裂，往往在数秒至数分钟内引起昏迷，引起四肢瘫痪、眼神经麻痹、针尖样瞳孔、大脑强直反应，数小时内死亡，而且出血急性期会产生脑水肿，有明显颅内压升高，引起某一分腔的压力增高时，脑组织即可从高压区通过解剖间隙或孔道向低压区移位，从而产生脑疝，也是促使死亡的原因之一。脑干出血是神经系统急重症，预后差，病死率高。

105. 中风的早期危险信号有哪些

答：中风来势急骤，发病率高，致残率高，但中风的发生发展也有变化过程，在发病之前有早期危险信号，前期是短暂性脑循环障碍反复发作的阶段，临床上表现为各种先兆症状，常在中风发生前数天至数分钟内出现。早期危险信号大致有以下几种：①运动障碍：身体一侧或双侧，上肢、下肢无力或活动不利。②感觉障碍：口唇、面舌、肢体麻木。③言语不利：表达困难或理解困难。④视力改变：双眼或单眼突发视物下降或视力模糊。⑤头晕目眩，步态不稳，失去平衡，容易摔倒。⑥头痛：通常严重且突然发作。⑦行为、智能、性格方面突然一反常态。这些症状可以是一过性的，也可以反复发作且逐渐加重，发现后要尽早采取措施加以控制，以减少疾病进展的危害。

106. 为什么中风容易造成情绪低落

答：多数研究者认为，中风容易造成患者情绪低落是内外因素综合作用的结果。

（1）内因：①与患者本人发病前性格、受教育程度有关。相关研究报道表明，性格内向的人具有潜在的抑郁因素，当遇到突发事件后易诱发内源性抑郁，以致出现沮丧、悲伤，甚至轻生的低落情绪。文化水平越低者，由于对疾病的认识不够，发病后越容易出现悲观、消极的情绪。②与大脑病变部位相关。病损发生于左侧优势半球较发生于右侧更易出现情绪低落状态，且大脑优势半球额叶皮质和基底节损伤的患者情绪低落症状更多、更严重。另外，中风后导致情感调节通路关键部位病变，从而引起单胺类神经递质功能异常及相关的神经递质（如去甲肾上腺素、5-羟色胺）水平下降，导致患者失眠、食欲下降、心情郁闷不舒、少语少动等，严重影响患者生活质量。③神经功能的缺失。中风后患者突发不同程度的神经功能障碍，伴发神经病理性疼痛、情绪抑郁等。

（2）外因：主要为心理、社会因素。中风后出现偏瘫的患者，由于肢体功能活动障碍，日常生活能力下降，心理遭到打击，严重失衡，尤其是神经功能损害较重的患者，如半身不遂、失语的患者，随着社会活动的显著减少，其思想负担日渐沉重，总感觉自己事事需要依赖他人，并难以与人沟通，外加家人的关怀及照顾不足、经济负担重等原因，都易使患者失去对未来生活的信心与憧憬，产生沮丧、害怕的低落情绪。此外，中风病程长，长期的康复训练也易使患者出现恐惧、担忧的心理反应。

107. 中风后抑郁有哪些表现

答：中风后抑郁的临床表现包括 3 部分，即核心症状、心理症状和躯体症状。核心症状主要包括情绪低落、兴趣缺乏和乐趣丧失。情绪低落表现为悲观、自我评价低、心情不好，有无用、无助或是绝望感，甚至产生自杀观念和行为。兴趣缺乏表现为对以往事情兴趣减低，或是对各种活动缺乏兴趣，淡漠、无欲。乐趣丧失则表现为无法从家庭、工作或生活中体验到乐趣，又称快感缺失。心理症状包括焦虑、自卑、自责、妄想和幻觉，注意力、记忆力下降，有自杀观念或行为。躯体症状主要表现为睡眠障碍、食欲下降、性功能减退、精力下降、头晕头痛、周身不适、心慌气短、尿频、多尿等。

108. 久坐对中风有什么影响

答：健康专家发出警告：久坐有害身体健康，甚至会危及生命。不管你是在学校、咖啡馆坐着，还是在车里坐着，或者是在电视机和电脑前坐着，只要1天的大部分时间都是坐着的，就会对健康产生不利影响。关于久坐的研究，目前仍处于初期阶段，不过以往的几项研究结果提示，1天中大部分时间都是坐着的人容易引起肥胖，进一步引起心脏病等心血管疾病，从而诱发中风，甚至会突发死亡。2009年一项对1.7万余名加拿大人进行的追踪调查显示，人坐的时间越长，死亡的危险越大，这与是否运动有关。因此，我们要经常站起来，频繁打断坐着的姿势，这对健康是有益的。

109. 围术期中风的原因有哪些

答：围术期中风可能与术中血流动力学不稳定引起低灌注状态、手术类型、血管附加损伤、患者潜在的合并疾病、手术麻醉并发症有关。围术期中风的可能原因有以下几种。

（1）心脏手术：约2%的心脏手术病例合并中风。瓣膜手术风险较大，常见弥漫性神经综合征、术后意识模糊、不稳定的神经体征和神经心理障碍，但是一般在数日或数周消失。

（2）普通外科手术：普通外科手术合并中风较少，但术后低血压、止血不良、局部损伤、夹层和麻醉并发症可引起中风，尤其是伴有血管危险因素的老年患者。

（3）神经外科手术：因手术区域不同，可发生缺血性中风与出血性中风并发症。颈内动脉内膜切除术可以因低灌注或动脉粥样硬化碎块脱落栓塞导致远端梗死。

（4）冠状动脉及主动脉手术：可以使动脉粥样硬化斑块破裂或栓子脱落或瓣膜移位，从而进一步引起脑缺血，并在动脉中形成血栓，导致中风。

二、治疗篇

（一）中医治疗

110. 中风后如何就诊

答：中风以猝然昏仆、不省人事或突然口眼㖞邪、半身不遂、舌强言謇、智力障碍为主要表现，一旦发现，当立即就近诊治，建议由急救车或其他车辆运送，减少患者下地活动，紧急送至离家最近的有 CT 检查设备的医院或专科医院诊治。不要迷信哪家医院而舍近求远，因为中风的治疗非常重视黄金时间窗的治疗，即发病后头 3 个小时的治疗。

111. 中风先兆如何治疗

答：西医认为，中风先兆是脑的短暂性血液供应不足造成的，又称短暂性脑缺血发作。患者往往突然发病，有类似脑出血或脑梗死的表现，一般 24 小时内能够完全恢复，但可反复发作，最终发展为脑梗死。中风先兆应当引起高度重视，发病后即到设有神经内科（或脑病科）的医院或专科医院就诊，需常服用药物治疗，如抗血小板聚集药、他汀类药物，以调节血脂、稳定斑块，同时可口服或静脉使用活血化瘀类中药及中成药。

112. 为什么中风需要尽早治疗

答：中风多因气血逆乱、脑脉痹阻或血溢于脑所致，以突然昏仆、半身不遂、肢体麻木、舌謇不语、口舌喎斜、偏身麻木等为主要表现，具有起病急、变化快的特点。如不尽早治疗，病情进一步加重，不仅致残率高，而且危及生命。因此，我们特别强调"时间就是大脑"，要尽早抢救治疗，减轻后遗症，提高患者的生活质量。

113. 中医治疗中风的优势是什么

答：其一，根据中医理论，运用中医辨证论治原理，因人而异，灵活采用中医药方法进行内服性治疗，具有贴合病情且无不良反应之优势。

其二，按照中医经络腧穴理论，根据中风患者的经络气血异常变化情况，准确选用相应的经穴，进行穴位、经络治疗，具有简便易行、疗效迅速及安全性高的优点。

其三，根据中医"内病外治"学说，采用中药香疗、外敷、外洗等法或局部用药，配合治疗中风及其后遗症，具有药物直达病所、无不良反应的优势。

其四，根据"多位一体"治疗中医急证的基本理念，将中医药内治、外治、针灸、按摩、功能锻炼等有机地结合起来，可达到缩短疗程、提高疗效的目的。

114. 中风的中医治疗原则是什么

答：治疗原则是预防为先，防治结合，通过辨证论治，达到未病先防、既病防变的目的。

所谓预防为先是指中风当以预防为主，及时治疗引起中风的其他疾病，如高血压、糖尿病、高脂血症等，改正一些导致中风的不良生活习惯，如吸烟、酗酒等。

所谓防治结合是指治疗与预防相结合，如保持良好的生活规律、健康的生活方式，适当门诊就医服用治疗及预防中风的中成药。

辨证论治是根据患者的症状及舌脉辨证进行治疗，个体化治疗。

中风急性期标实症状突出，急则治其标，治疗当以祛邪为主，常用平肝息风、清化痰热、化痰通腑、活血通络、醒神开窍等法。闭、脱二证当分别治以祛邪开窍醒神和扶正固脱、救阴回阳。内闭外脱则可醒神开窍与扶正固本兼用。中风恢复期及后遗症期多为虚实夹杂，邪实未清而正虚已现，治宜扶正祛邪，常用育阴息风、益气活血等法。

115. 中风的中医疗法有哪些

答：（1）内服中药治疗：①中经络者：证属风痰瘀血，痹阻脉络，治以活血化瘀，化痰通络，方选化痰通络汤加减；证属肝阳暴亢，风火上扰，治以平肝息风，清热活血，补益肝肾，方选天麻钩藤饮加减；证属痰热腑实，风痰上扰，治以通腑化痰，方选星蒌承气汤加减；证属气虚血瘀，治以益气活血，扶正祛邪，方选补阳还五汤加减；证属阴虚风动，治以滋养肝肾，潜阳息风，方选镇肝熄风汤加减。②中脏腑者：证属痰热内闭清窍（阳闭），治以清热化痰，醒神开窍，用羚角钩藤汤配合灌服或鼻饲安宫牛黄丸；证属痰湿蒙塞心神（阴闭），治以温阳化痰，醒神开窍，用涤痰汤配合灌服或鼻饲苏合香丸；证属元气败脱，神明散乱（脱证），治以益气回阳固脱，方选参附汤。

（2）针灸治疗：中风患者经过积极治疗仍后遗有症状，称中风后遗症，影响患者和家人的生活与工作，中医针灸治疗中风后遗症有较好的效果。①面瘫：取穴太阳、四白、风池、地仓、颊车、合谷。方法：太阳沿颧弓内缘进针，向颊车透刺；四白直刺触及骨孔，可有放电感出现；风池刺向结喉，深达1.5～2寸；地仓与颊车可相互透刺。②失语：取穴上星、百会、风池、金津、玉液、通里、天柱、廉泉。方法：上星与百会可互相透刺；金津、玉液用三棱针点刺放血；廉泉可深刺向舌根，使酸胀感直抵舌根。③上肢不遂：取穴极泉、尺泽、合谷、曲池、外关。方法：针极泉应使放电感传至手指，刺合谷使针感传至手指，余穴可用平补平泻法。④下肢不遂：取穴委中、阴陵泉、昆仑、环跳、三阴交、阳陵泉、解溪、丘墟、照海。方法：针环跳、委中、三阴交时，均使针感传至足；丘墟可透刺照海；余穴可施平补平泻法。⑤便秘：取穴天枢、丰隆、水道、归来。方法：均取捻转泻法，行针1分钟，留针20分钟，每5分钟运针1次。⑥尿失禁：取穴关元、气海、太溪、阴陵泉。方法：关元、气海施以毫针补法，可加灸；太溪宜用补法；阴陵泉宜用泻法。尿潴留可参照本组穴，加取中极，但诸穴均不宜针刺过深，防止损伤膨胀之膀胱。⑦偏瘫：取穴太阳、曲泽、阳交、解溪、委中。方法：点刺放血，每穴出血量5～15mL，每7～10天1次。

（3）推拿治疗：取穴：头部取感觉区、运动区、足运感区、语言区、百会，上肢取合谷、手三里、曲池、外关、养老、少海、肩贞，下肢取足三里、丰隆、绝骨、殷门、委中、环跳，腹部取气海、关元、神阙，背部取大椎。操作：急性期以头穴为主，行揉、点、按、推等法，然后在肢端穴位点按，操作时间各5分钟。恢复期亦先以同法推按头穴，接着令患者取仰卧位，用揉法、滚法对上下肢进行放松，点按腧穴，放松关节，再令其取俯卧位，施术于督脉及两侧膀胱经，用掌根从大椎穴平推至骶部3～5遍，点按腧穴，最后用拍打法从上至下拍打数遍，时间为15分钟。上法每日1次，20～30日为1个疗程，疗程间隔3～4天。

116. 治疗中风常用哪些中药制剂

答：疏血通注射液：具有活血化瘀、通经活络的功效，用于瘀血阻络所致的缺血性中风中经络急性期，症见半身不遂、口舌㖞斜、语言謇涩。

血栓通注射液：具有活血祛瘀、扩张血管、改善血液循环的作用，用于视网膜中央静脉阻塞、脑血管病后遗症、内眼病、眼前房出血等。

其他常用的生脉注射液、参附注射液、复方丹参注射液、丹参川芎嗪注射液等，需根据患者病情酌情选择。

117. 治疗中风常用哪些中成药

答：脑脉泰胶囊：具有益气活血、息风豁痰的功效，主要用于缺血性中风（脑梗死）恢复期气虚血瘀、风痰瘀血闭阻脉络者，症见半身不遂、口舌㖞斜、舌强言謇或失语、头晕目眩、偏身麻木、面色㿠白、气短乏力、口角流涎等，也可用于急性期以上病证的轻症。用法：口服，1 次两粒，1 日 3 次。

安宫牛黄丸：具有清热解毒、镇惊开窍的功效，用于中风昏迷、热病、脑炎、脑膜炎、中毒性脑病、脑出血、败血症等见高热惊厥、神昏谵语者。用法：口服，1 次 1 丸，1 日 1 次。

安脑丸：具有清热解毒、醒脑安神、豁痰开窍、镇惊息风的功效，用于中风、高血压等见高热神昏、烦躁谵语、抽搐惊厥、头痛、眩晕者。用法：口服，小蜜丸 1 次 3～6g，1 日两次。

醒脑再造胶囊：具有化痰醒脑、祛风活络的功效，用于神志不清、语言謇涩、口角流涎、肾虚痿痹、筋骨酸痛、手足拘挛、半身不遂的患者，以及脑血栓形成的恢复期和脑血栓后遗症。用法：口服，1 次 4 粒，1 日两次。

其他药物如大活络胶囊、灯盏生脉胶囊、血栓心脉宁胶囊、银杏酮酯滴丸、银杏叶片、通心络胶囊、脑心通胶囊、血塞通胶囊等，需根据患者病情酌情选择。

118. 安宫牛黄丸是什么药

答：安宫牛黄丸出自吴鞠通的《温病条辨》，由 12 味中药组成，牛黄、郁金、犀角（水牛角代）、黄芩、黄连、雄黄、栀子、朱砂各 30g，冰片、麝香各 7.5g，珍珠 15g，金箔为衣。主要功用为清热开窍、豁痰解毒，是用以治疗温热病热陷心包、中风昏迷、小儿惊厥的方剂，症见神昏谵语、烦躁不安等。

119. 中风患者都能吃安宫牛黄丸吗

答：安宫牛黄丸由牛黄、麝香等药物组成，具有清热解毒、镇惊开窍的功效，属于凉开之剂，常用于中风急性期的治疗。医生在给患者开安宫牛黄丸前必须问清楚患者的症状、体征，并非所有中风患者都能服用安宫牛黄丸。患者中风发生时出现突然意识障碍、偏瘫，同时伴有烦躁不安、面红身热、口臭、大便秘结、舌苔黄腻等邪热内闭之象，适宜用安宫牛黄丸。患者中风见面色苍白、静卧不烦、舌苔白腻，这种情况属于寒痰阻窍，患者需要服用苏合香丸，并不适宜用安宫牛黄丸。患者表现为大汗淋漓、四肢冰冷，更要避免使用安宫牛黄丸。舌红少苔的阴虚患者，不宜服用安宫牛黄丸，否则会加重其体内阴液的损伤。安宫牛黄丸中含有麝香，孕妇服之容易导致堕胎，故孕妇应慎用安宫牛黄丸。安宫牛黄丸中的牛黄、犀角、雄黄、黄连、黄芩、栀子等药都为大寒之品，容易损伤脾胃，故平素经常腹泻的脾胃虚弱患者不宜服用安宫牛黄丸。

服用时不可将安宫牛黄丸与亚硝酸盐类、亚铁盐类、硝酸盐类以及硫酸盐类药物同服。按照中医十九畏中"川乌草乌不顺犀"的原则，在服用安宫牛黄丸时应忌用川乌、草乌。服安宫牛黄丸期间应忌食辛辣厚味食品，以免助火生痰。

120. 中风中经络如何辨证施治

答：中风中经络是指患者发生中风后，虽有半身不遂、口眼㖞斜、言语不利等症状，但意识清楚。其治疗以平肝息风、化痰祛瘀通络为主。如肝阳暴亢者，治以平肝息风潜阳，方选天麻钩藤饮加减；风痰阻络者，治以化痰息风通络，方选化痰通络汤；痰热腑实者，治以通腑泄热化痰，方选星蒌承气汤；气虚血瘀者，治以益气活血通络，方选补阳还五汤；阴虚风动者，治以滋阴潜阳、镇肝息风，方选镇肝熄风汤。

121. 中风中脏腑如何辨证施治

答：中风中脏腑是指患者发生中风后，有半身不遂、口眼㖞邪、言语不利等症状，同时有意识的丧失。中风中脏腑又分闭证和脱证。闭证属风火闭窍者，宜清热息风，醒神开窍，方选天麻钩藤饮合紫雪丹或安宫牛黄丸鼻饲；痰火闭窍者，宜清热涤痰，醒神开窍，方选羚角钩藤汤合至宝丹或安宫牛黄丸鼻饲；痰湿蒙窍者，宜燥湿化痰，醒神开窍，治以涤痰汤配合苏合香丸鼻饲。脱证属元气衰败者，宜益气回阳，扶正固脱，方选参附汤。

122. 中风中脏腑者可以使用什么中药制剂

答：醒脑静注射液具有开窍醒脑、凉血行气、活血化瘀、清热解毒的功效，在清除自由基、降低脑脊液中内源性致热源、抑制缺血再灌注诱导的脑神经细胞凋亡、减轻脑水肿、改善脑循环、保护脑细胞、降低中风面积、缩短昏迷时间及退热等方面有显著作用，用于治疗中风、颅脑损伤、中枢神经系统感染、药物中毒等引起的意识障碍及高热等总有效率为 86.72%，无意识障碍的中风患者早期应用本品可显著减轻神经功能损害。常规用法：静脉滴注，1 次 10 ～ 20mL，用 5% ～ 10% 葡萄糖注射液或氯化钠注射液 250 ～ 500mL 稀释后使用。

123. 腔隙性脑梗死如何辨证施治

答：（1）风痰瘀血，痹阻脉络：半身不遂，口舌㖞邪，舌强言謇或不语，偏身麻木，头晕目眩，舌质暗淡，舌苔薄白或白腻，脉弦滑。治以活血化瘀、化痰通络为法，方选化痰通络汤加减。

（2）肝阳暴亢，风火上扰：半身不遂，偏身麻木，舌强言謇或不语，口舌㖞邪，眩晕头痛，面红目赤，口苦咽干，心烦易怒，尿赤便干，舌红或红绛，脉弦有力。治以平肝息风、清热活血、补益肝肾为法，方选天麻钩藤饮加减。

（3）痰热腑实，风痰上扰：半身不遂，口舌㖞邪，言语謇涩或不语，偏身麻木，腹胀，便秘，头晕目眩，咳痰或痰多，舌质暗红或暗淡，苔黄或黄腻，脉弦滑或偏瘫侧脉弦滑而大。治以通腑化痰为法，方选星蒌承气汤加减。

（4）气虚血瘀：半身不遂，口舌㖞邪，口角流涎，言语謇涩或不语，偏身麻木，面色㿠白，气短乏力，心悸，自汗，便溏，手足肿胀，舌暗淡，苔薄白或白腻，脉沉细、细缓或细弦。治以益气活血、扶正祛邪为法，方选补阳还五汤加减。

（5）阴虚风动：半身不遂，口舌㖞邪，舌强言謇或不语，偏身麻木，烦躁失眠，眩晕耳鸣，手足心热，舌质红绛或暗红，少苔或无苔，脉细弦或细弦数。治以滋养肝肾、潜阳息风为法，方选镇肝熄风汤加减。

124. 中风急性期合并上消化道出血如何处理

答：中风急性期合并上消化道出血多起病急骤，出血量大，病因也较复杂，证候类型多，若救治不及时，常可导致晕厥、虚脱而危及生命。对于大出血的患者，应采取中西医结合的方法积极抢救，单纯应用中医的方法治疗显得力量单薄，此时应以西医治疗为主，中医可作为辅助治疗手段。对于出血量少、病情稳定的上消化道出血患者，可用中医的方法进行治疗，灵活运用清热、止血、消瘀、宁血、补虚等治疗原则，以止血为要务，同时注意治火、治气、治血，根据证型灵活选方遣药，还要注意各证型之间的相互联系、相互转化，以及虚实夹杂的变化，分清标本缓急。

125. 中风后合并呼吸道感染如何处理

答：中风后合并呼吸道感染，临床症状主要为高热、咳嗽、咳痰、胸痛等，属中医"风温""咳嗽""肺热病"等范畴。

风热袭肺型，治以疏散风热、清肺解表为法，方选银翘散加减。邪热壅肺型，治以清宣肺热、化痰降逆为法，方选麻杏石甘汤合苇茎汤加减。热毒内陷型，治以清营开窍、解毒化痰为法，方选清营汤加减。阳气欲脱型，治以回阳救逆、益气敛阴为法，方选参附龙牡汤合生脉散。正虚邪恋型，治以益气养阴、润肺化痰为法，方选竹叶石膏汤加减。

中成药：银翘解毒片、百咳静糖浆等。

针灸疗法：针刺尺泽、孔最、列缺、合谷、肺俞、足三里，每日1次。高热者取大椎、十宣，可点刺放血。

刮痧疗法：取胸背部脊柱两侧和肩胛区，用硬币蘸植物油或白酒，刮至皮肤充血。用于发热神昏者。

126. 中风后泌尿系统感染如何处理

答：中风后泌尿系统感染常与中风严重程度、留置导尿管等因素有关。留置导尿管往往会导致或加重感染，如情况允许尽量不予留置，若需留置导尿管，在留置期间注意该部位的清洁、消毒等。中风后发生泌尿系统的感染，选用合适的抗生素是关键。在中医治疗上，尿路感染属"淋证"的范畴，可运用中医理论进行辨证治疗。

（1）膀胱湿热型：小便频数，短涩刺痛，点滴而下，急迫灼热，溺色黄赤，少腹拘急胀痛，或发热恶寒，口苦呕恶，或腰痛拒按，或大便秘结，舌红，苔黄腻，脉滑数。治以清热泻火、利湿通淋为法，方选八正散加减。

（2）三焦湿热型：寒战高热，午后热盛，身重疼痛，胸闷不饥，口干不欲饮，脘腹痞满，恶心呕吐，小便混浊，尿时涩痛，舌苔厚腻或黄腻，脉濡数或滑数。治以宣利三焦、清化湿热为法，方选三仁汤。

（3）脾肾气虚型：倦怠乏力，纳呆腹胀，腰酸腰痛，尿频清长或夜尿量多，大便稀软，时感小便涩滞，但不甚显著，舌淡苔薄白，脉沉细无力。治以益气健脾补肾，佐以利湿，方选清泉饮。

127. 中风后癫痫如何辨证施治

答：（1）风痰闭阻型：发病前常有眩晕、头昏、胸闷、乏力、痰多等症状，心情不悦。发作时呈多样性，或见突然跌倒，神志不清，抽搐吐涎；或伴尖叫与二便失禁；或短暂神志不清，双目发呆，茫然若失，谈话中断，持物落地，或精神恍惚而无抽搐。舌质红，苔白腻，脉多弦滑有力。治以涤痰息风、开窍定痫为法，方选定痫丸加减。

（2）痰火扰神型：发作时昏仆抽搐，吐涎或有吼叫，平时急躁易怒，心烦失眠，咳痰不爽，口苦咽干，便秘溲黄，病发后症情加重，彻夜难眠，目赤，舌红，苔黄腻，脉弦滑而数。治以清热泻火、化痰开窍为法，方选龙胆泻肝汤合涤痰汤加减。

（3）瘀阻脑络型：平素头晕头痛，痛有定处，常伴单侧肢体抽搐，或一侧面部抽动，颜面口唇青紫。多继发于颅脑外伤、产伤、颅内感染性疾患后遗症等，或先天脑发育不全。舌质暗红或有瘀斑，舌苔薄白，脉涩或弦。治以活血化瘀、息风通络为法，方选通窍活血汤加减。

（4）心脾两虚型：反复发作，神疲乏力，心悸气短，失眠多梦，面色苍白，体瘦纳呆，大便溏薄，舌质淡，苔白腻，脉沉细而弱。治以补益气血、健脾宁心为法，方选六君子汤合归脾汤加减。

（5）心肾亏虚型：频繁发作，神思恍惚，头晕目眩，两目干涩，面色晦暗，耳轮焦枯不泽，健忘失眠，腰膝酸软，大便干燥，舌质淡红，脉沉细而数。治以补益心肾、潜阳安神为法，方选左归丸合天王补心丹加减。

128. 中风后抑郁如何治疗

答：中风后抑郁的治疗要从两方面着手：①心理及社会综合治疗。加强对患者的心理支持，家人平时多与患者沟通、交流，谈话时要维护其自尊心，一些不适合患者听到的话语要避开患者，多鼓励患者参加集体活动。如有需要，可以接受心理治疗。②药物治疗。根据患者的情况，应用中医中药及西医抗抑郁药物进行治疗。

中医分型与辨证论治如下。

（1）痰气郁结型：咽中如有物梗塞，吞之不下，咳之不出，苔白腻，脉弦滑。治以行气开郁、化痰散结为法，方选半夏厚朴汤。

（2）心神惑乱型：多疑易惊，手舞足蹈，笑骂不休，舌淡，脉弦。治以甘润缓急、养心安神为法，方选甘麦大枣汤。

（3）心脾两虚型：头晕神疲，心悸，面色无华，舌质淡，苔薄白，脉细。治以健脾养心、补益气血为法，方选归脾汤。

（4）心阴亏虚型：五心烦热，盗汗，口咽干燥，舌红少津，脉细数。治以滋阴养血、补心安神为法，方选天王补心丹。

（5）肝阴亏虚型：眩晕耳鸣，视物不清，头痛，面红耳赤，舌干红，脉弦细或数。治以滋养阴精、补益肝肾为法，方选滋水清肝饮或六味地黄丸或丹栀逍遥散。

129. 中风患者呃逆的非药物治疗有哪些

答：（1）简易法：如分散注意力的交谈；疼痛或其他不适刺激；喝冰水；用纸袋或塑料袋罩于口鼻外做重复呼吸；喝大口水分次咽下；做深吸气后屏气，用力做呼气动作，以阻断呃逆反射弧。

（2）机械刺激法：可用牵舌法，使患者伸舌，用纱布包住向外牵引3～5分钟，同时深吸气、屏气；或可通过鼻腔插入软导管，一般插入8～12cm，来回移动导管以刺激咽部，以此阻断呃逆反射环，常可使呃逆停止。

（3）指压法：医生将双手拇指按压在患者双侧眼眶上，相当于眶上神经处，以患者耐受为限，双手拇指交替旋转2～4分钟，并嘱患者有节奏地屏气。

（4）揉压双眼球法：患者闭目，医生将双手拇指置于患者双侧眼眶上，按顺时针方向适度揉压眼球上部，直到呃逆停止。若心率突然下降到60次/分以下，应停止操作，青光眼及高度近视者忌用，心脏病者慎用。

（5）吞食烟雾法：取一较长的圆形硬纸空盒，一端开口，把用火点燃之纸屑放入盒中，使其熄灭产生烟雾，立即将纸盒开口一端紧压，嘱患者张口做进食动作，把烟雾吞咽下去，忌抽吸，吞咽1～2分钟，呃逆可止。

（6）音频电疗法：使用音频电疗机，患者取仰卧位，两极板包数层湿纱布置于两肋弓下的上腹部。调节旋钮，调至患者有难以忍受的腹部抽动感为止，再稍回调至能忍受的毫安数为最大耐受电流（多在40～80mA）。每次治疗25分钟，每日两次，4天为1个疗程。

（7）颈交感神经节封闭法：在胸锁乳突肌内缘与胸锁关节上3～3.5cm交界处进针，垂直并稍向内刺入3～4cm，针尖可触及第六颈椎体前外侧，然后退针2～3cm，注入0.25%普鲁卡因20～25mL，注意勿损伤周围组织，如成功，可能出现同侧颈交感神经麻痹综合征（Horner综合征），这可能与阻断神经传导有关，此法适用于各种原因所致的呃逆。

130. 针灸治疗中风有效吗

答：针灸可有效缓解中风症状，促进中风后的功能康复，对于昏迷患者也有促进苏醒的作用。缺血性中风患者宜早期进行针灸治疗，有助于减轻神经细胞的病理损害，促进功能康复，减轻病残程度。

131. 中风如何进行针灸的辨证施治

答：（1）急性期：急性期一般为发病的两周内，急性期发作取穴四神聪、十宣、井穴、金津、玉液、合谷、太冲等。身热面赤者，取十宣点刺出血，以泻经脉气血之热。语言不清者，宜在金津、玉液点刺出血，以通利舌脉气血瘀滞。针刺合谷、太冲使用泻法，以开四关之经气，使周身气血调达，经脉通畅，可每日治疗 1～2 次。若患者发病急骤，病情危笃，症见手撒遗尿，鼻鼾口张目合，瞳仁散大，此为脱症，则应急予灸法施治，预后多不佳。

（2）恢复期：急性期过后症状稳定时进入恢复期，一般为发病后两周至半年内，此阶段应根据患者病情选用不同的腧穴给予微通法毫针治疗。虚证多选太溪、太冲、气海、足三里等，以阴经腧穴为主。实证多选环跳、阳陵泉、曲池、合谷、绝骨、四神聪等，以阳经腧穴为主。

（3）后遗症期：发病半年后属于中风后遗症阶段，中风后遗症较难治疗，给患者和家属乃至社会带来了很多问题。针灸治理中风后遗症常需结合患者症状、体征来辨证选穴。面瘫常选太阳、四白、风池、地仓、颊车、合谷，失语常选上星、百会、风池、金津、玉液、通里、天柱、廉泉，上肢不遂常选极泉、尺泽、合谷、曲池、外关，下肢不遂常选委中、阴陵泉、昆仑、环跳、三阴交、阳陵泉、解溪、丘墟、照海，偏瘫常选太阳、曲泽、阳交、解溪、委中。

132. 中风如何进行针灸选穴

答：中风分为中经络与中脏腑，中经络与中脏腑主要的区别是患者发病时有无意识的丧失。

中经络的治法为醒脑开窍，滋补肝肾，疏通经络，以手厥阴经、督脉、足太阴经的腧穴为主。主穴：内关、水沟、三阴交、极泉、尺泽、委中。配穴：肝阳暴亢者，加太冲、太溪；风痰阻络者，加丰隆、合谷；痰热腑实者，加曲池、内庭、丰隆；气虚血瘀者，加足三里、气海；阴虚风动者，加太溪、风池；口角㖞邪者，加颊车、地仓；上肢不遂者，加肩髃、手三里、合谷；下肢不遂者，加环跳、阳陵泉、阴陵泉、风市；头晕者，加风池、完骨、天柱；足内翻者，加丘墟透照海；便秘者，加水道、归来、丰隆、支沟；复视者，加风池、天柱、睛明、球后；尿失禁、尿潴留者，加中极、曲骨、关元。

中脏腑的治法为醒脑开窍，启闭固脱，以手厥阴经及督脉的腧穴为主。主穴：内关、水沟。配穴：闭证者，加十二井穴、太冲、合谷；脱证者，加关元、气海、神阙。

133. 针刺治疗中风偏瘫的原理是什么

答：针灸疗法可以疏通经络，使瘀阻的经络通畅，发挥患者的正常生理功能，达到快速治疗疾病的目的。随着对中风认识的不断加深，经过历代医家的不断总结，针灸治疗中风偏瘫的思路和技术方法不断得到改善，疗效不断提高。《黄帝内经》曰："治痿独取阳明。"对于中风偏瘫患者，治疗时主要以手足阳明经的腧穴为主，辅以太阳经、少阳经的腧穴，初病可单刺患侧，久病则刺双侧，初病宜泻，久病宜补。在临床中，常采用针刺配合电针治疗以及针刺配合艾灸治疗。

134. 中风针灸治疗的注意事项有哪些

答：过于疲劳、精神高度紧张、饥饿者不宜针刺。年老体弱者针刺应尽量采取卧位，取穴宜少，手法宜轻。怀孕妇女针刺不宜过猛，腹部、腰骶部及能引起子宫收缩的穴位，如合谷、三阴交、昆仑、至阴等穴，禁止针灸。并发出血性疾病的患者，或常有自发性出血，损伤后不易止血者，不宜针刺。皮肤感染、溃疡、瘢痕和肿瘤部位不予针刺。眼区、胸背、肾区、项部，胃溃疡、肠粘连、肠梗阻患者的腹部，尿潴留患者的耻骨联合区，针刺时应掌握深度和角度，禁用直刺，防止误伤重要脏器。

针刺对某些病证确实有极好的疗效，但并非是万能的，特别是一些急重病的治疗，应根据情况及时采用综合治疗，充分发挥针灸的作用。

135. 中风患者的穴位贴敷疗法是什么

答：贴敷疗法，古称"外敷""外贴"，是中医学的重要组成部分，穴位贴敷是指采用特制的中药贴敷在人体的相关穴位上以用于防病治病的一种疗法。中医认为，经络内属于脏腑，外络于肢节，沟通内外，贯穿上下，将人体各部的组织器官联系成一个有机整体，运行奇穴，营养全身，使人体各部的功能活动能保持协调和相对平衡。脏腑和经络之气会输注到人体表面的某一部位的穴位。敷贴主要由治疗膏和压敏胶布组成，采用纯天然提取物及全新的生物磁制成，药物通过穴位渗透皮肤进入经络，导入脏腑直达患处，激发全身的精气，起到沟通表里、疏经通络、调整阴阳的作用，内病外治，无任何不良反应，有类似针灸的效应。

136. 烫熨治疗对中风患者的作用是什么

答：烫熨疗法是用发热的容器在人体的一定部位上进行烫熨或滚动、摩擦来达到防病治病目的的一种疗法。烫熨治疗是中医传统的外治方法之一，与灸法有异曲同工之妙，是以烫熨代替针灸，故适用于可用针法和灸法治疗的一些病证。对中风患者进行烫熨治疗时，平均温度恒定在55℃左右，自行发热热力可疏通腠理、运行气血、改善微循环，尤其是在推拿治疗时配合用烫熨治疗包，比单纯推拿的效果更好。

137. 中风患者不能正常进食怎么办

答：对患者进行吞咽功能的训练。早期症状较重者，可先留置胃管；若症状重，治疗效果不佳，可行胃造瘘。

138. 中风失语怎么办

答：对中风失语的患者来说，进行康复训练非常重要。应仔细考虑患者的脑损伤程度，训练内容和时间上一般坚持循序渐进的原则。

（1）口语表达能力的康复训练：进行舌肌、面肌、软腭和声带运动的训练，如向前后左右伸舌头、用舌头舔嘴唇、噘嘴、嘟嘴、交替鼓腮、汉语拼音发音训练、吹纸条等，以使语言肌肉的功能得以恢复。发音训练最简单的方法是结合日常生活令患者与人交谈，一定要鼓励患者说话。

（2）听力理解的康复训练：教患者看训练者发音时的口唇动作，让患者注意动作与声音的联系，并配以物或图，以达到使患者理解的目的。

（3）文字理解的康复训练：让患者看物或画，或以指字复述的方式进行朗读训练。

（4）书写的康复训练：应从写患者的姓名开始，渐至抄写词句，直至写短文，用左手写。

应利用患者尚保留的语言功能进行上述训练，如有的老人中风后失语，但还能唱歌，则应鼓励其唱歌。经过 2～6 个月的训练，失语症状可有不同程度的恢复，但只要语言未完全恢复，仍应坚持康复训练，有的患者甚至经过 5 年时间语言功能才完全恢复。语言康复训练最好在家中由家属帮助进行，因没有干扰，且可以结合日常生活，比在医院内进行更为有效。中风老人的社会及文化背景不同，故语言康复训练一对一进行效果更佳。在进行训练时，医护人员和家属要用患者熟悉的名称和术语跟患者进行交谈，说话时用短而清楚的句子，速度比正常缓慢一点，以方便患者理解。

139. 中风偏瘫如何康复训练

答：中风偏瘫的治疗除药物治疗原发病以外，更多的在于康复训练，包括一些物理疗法。

（1）功能性电刺激：利用一定强度的低频脉冲电流，通过预先设定的程序来刺激一组或多组肌肉，诱发肌肉运动或模拟正常的自主运动，以达到改善或恢复被刺激肌肉或肌群功能的目的。

（2）电子生物反馈：把患者置于一个由他自己产生的生理反应的回路之中，通过仪器记录和转换，将其体内的某些生理活动信息，如血压水平和肠蠕动幅度等，转换为信息或读数，反馈到患者的意识之中，使患者看到、听到这些信息的变化和反应，让患者有意识地主动学习和训练，如此反复进行，最后在某种程度上使患者学会相对随意地调节和控制这些活动。

（3）关节活动度训练：包括被动训练、主动－辅助训练、主动关节活动度训练、四肢关节牵引法、牵张训练、肌力训练等。

（4）步态训练：借助辅助工具或器械进行行走姿势的训练等。

（5）作业治疗：主要训练上肢功能及提高患者日常生活的活动能力。

（6）传统康复治疗：在中医辨证论治理论指导下进行相关治疗，如依据经络原理实施针灸、按摩、中药熏蒸等。

140. 中风偏瘫为什么强调早期进行康复治疗

答：研究证实，条件适宜的情况下部分神经元有再生的可能性。早期进行系统、规范、个体化的康复治疗，不仅可预防肌萎缩、关节挛缩、肺部感染、压疮等并发症，促进肢体血液循环，还可以引起传入神经运动的反复刺激，开发代偿回路，促进神经细胞的修复，达到提早实现康复目标、降低并发症发生率、缩短住院日期、节约治疗费用、提高患者生活质量的目的。

141. 中风后肢体抽搐如何治疗

答：中风后肢体抽搐是以大脑皮层为主的高级中枢丧失了对分离性运动和随意性运动功能的调控作用，从而产生了由低级中枢控制下的以痉挛为基础的异常运动模式，表现为抗重力肌肌张力异常增高及协调异常，发病后两周出现，是中枢性运动障碍恢复的典型过程。

治疗上主张以中医综合治疗为主。中药内服可行气活血化瘀、通窍舒筋活络，缓解皮肤、肌肉、肌腱及韧带组织的紧张或强直。中药熏蒸可使药物的有效成分透过皮肤、空窍、腧穴等直接被机体吸收，有利于水肿的消退及细胞活力和组织再生能力的修复，达到抗炎消肿、解痉镇痛的目的。针灸治疗使针感通过枕骨大孔及延髓中枢到达颅内，促成脑侧支循环，加强代偿，快速缓解血管痉挛，扩张脑血管，改善脑功能。早期介入康复训练，积极创造损伤神经修复或代偿的条件，可使遭到破坏的运动反射在良好的条件刺激下重新建立起来，从而恢复受损肢体的功能。

142. 如何应用血管内介入治疗中风

答：在脑血管造影的支持下，利用血管内导管技术对脑血管病变进行治疗，主要治疗方式有脑血管支架植入术、血管内介入溶栓、经皮血管腔内成形术。

（二）西医治疗

扫码听书

143. 什么是中风治疗的"黄金时间"

答：中风分为脑梗死和脑出血。脑梗死患者可以通过溶栓治疗来抢救，因为溶栓治疗抢救的是患者脑组织中的半暗带（神经细胞尚未死亡），治疗时间要在发病后 3 ～ 4.5 小时之内进行，所以时间就是生命！据统计，我国每年 250 万名脑中风患者中只有0.6%的患者在中风后得到了及时的溶栓治疗。

144. 什么是溶栓治疗

答：溶栓治疗就是溶解血栓的治疗方法，即在急性脑梗死的早期使用具有溶解血栓作用的药物，将血栓溶解，动脉再通，使脑内血液再灌注。

常用的溶栓药物有阿替普酶和尿激酶，它们能通过不同的途径溶解血液中的纤维素原及纤维素，从而使血栓溶解。

对于发病 4.5 小时内的缺血性中风患者，应根据适应证严格筛选，尽快静脉给予阿替普酶溶栓治疗。对于发病 6 小时内的缺血性中风患者，如不能使用阿替普酶，可考虑静脉给予尿激酶，应根据适应证严格选择患者。溶栓治疗的关键点就是及时，在没有禁忌证的情况下，越早进行越好。

145. 什么是动脉溶栓

答：动脉溶栓是按照脑血管造影术方法，先行全脑血管造影，导管送入所判断的责任病灶，确定动脉闭塞部位，了解血液循环情况，在微导丝的引导下将导管送至血栓处，注入溶栓药物（如尿激酶等），经药物充分溶栓后，将微导丝穿通血栓，以增加溶栓药与血栓的接触面积，增强溶栓效果。如造影显示闭塞血管再通，则停止溶栓。

146. 什么是静脉溶栓

答：静脉溶栓就是静脉给予溶栓药物，使血栓溶解，使闭塞的血管再通，及早重建血液循环，抢救半暗带脑组织，缩小梗死面积，改善预后。常给予尿激酶 100 ～ 150 万 IU，溶于生理盐水 100mL，静滴 30 分钟，前 10 分钟静滴 50mL，后 20 分钟静滴 50mL。

147. 溶栓治疗的适应证是什么

答：①年龄 < 75 岁。②无意识障碍，但由于基底动脉血栓预后差，故即使昏迷也不禁忌。③脑 CT 扫描排除脑出血，且无神经功能缺损相对应的低密度区。④溶栓治疗可以在发病后 6 小时以内进行，若是进展性中风可以延长到 12 小时以内进行。⑤患者家属需签字同意。

148. 溶栓治疗的禁忌证是什么

答：①单纯性共济失调或感觉障碍。②临床神经功能缺损很快恢复者。③活动性内出血，出血性素质和出血性疾病，凝血障碍性疾病，低凝状态。④口服抗凝药物及凝血酶原时间 > 15 秒者，或 48 小时内用过肝素且部分凝血活酶时间延长，低蛋白血症。⑤颅内动脉瘤、动静脉畸形、颅内肿瘤、蛛网膜下腔出血、脑出血。⑥6个月内有过脑血管病，但无明显肢体瘫痪的腔隙性梗死不受影响。⑦6周内做过大手术或有严重创伤。⑧治疗前血压明显增高，收缩压＞180mmHg（24kPa）或舒张压＞110mmHg（14.66kPa）。⑨其他：曾发生过脑出血或出血性脑梗死者，3周内有胃肠道及泌尿系出血或活动性肺结核者，月经期、妊娠期、产后10天以内，严重的肝、肾功能障碍者，血小板数＜10万者，溶栓药物过敏者，急性、亚急性细菌性心内膜炎患者。

149. 溶栓药物有哪些

答：尿激酶（Urokinase，UK），为肾脏产生的一种活性蛋白酶。其优点是无抗原性和致热原性，人体内无相关抗体存在，不存在失效问题。

链激酶（Streptokinase，SK），是国外应用最早、最广的一种溶栓剂。它从链球菌中分离出来，具有一定抗原性，人体内也有不同程度的抗体存在，故可发生变态反应或失效。

阿替普酶，存在于血管内皮、血液和组织中。它属于天然的血栓选择性纤溶酶原激活剂，可选择性地与血栓表面的纤维蛋白结合，从而溶解血栓。

单链尿激酶型纤维蛋白溶酶原激活剂，对血栓具有高度选择性溶解作用，可轻度降低血中纤维蛋白厥水平。

乙酰化纤溶酶原－链激酶激活剂复合物，它在溶解血栓的同时会出现全身性纤溶激活状态，也可引起变态反应，并具有抗原性。

150. 所有脑血管狭窄都可采用支架吗

答：脑动脉狭窄可显著增加患者出现缺血性中风的风险，内科治疗方法往往对严重的血管狭窄束手无策，而血管内支架治疗以其肯定的临床疗效已在国内迅速开展。专家指出，并非所有的脑血管狭窄患者都需要血管内支架治疗。对于是否实施支架治疗，医生会根据脑血管狭窄患者的脑血流情况、病情特点，以及衡量支架治疗对患者的好处与风险，综合分析后做出判断。对有症状的轻中度脑血管狭窄患者应首选正规内科药物治疗，内科治疗无效时再考虑血管内支架治疗。盲目的支架治疗只能给患者及家属带来不必要的经济负担和心理压力，故对支架治疗应持慎重态度。

151. 脑梗死并发脑出血的治疗原则是什么

答：脑梗死后脑出血的治疗既要积极又要稳妥，应立足于中性治疗为主，特别注意预防能加剧病理损害的因素。由于心脏疾病、高血压、糖尿病等导致的脑栓塞是引起脑梗死后脑出血的主要病因，故应积极寻找病因，以便对因治疗。临床上诊断为脑梗死后脑出血后，应依据个体化原则制订合理的脑血管病治疗方案，由于部分患者是先有一种性质的病变，随后诱发另一种性质的病变，故积极治疗主要病变也是合理的。

临床观察发现，以出血为主且破入脑室的患者，多在发病后数天内死亡，有先呼吸后心跳停止的脑干功能衰竭，所以应及早清除血肿，防治脑干功能衰竭。此外，脑梗死后脑出血患者多年龄较大，心脏功能不良，多有长期高血压病史，心肾等代偿能力和下丘脑调节功能均较差，卧床时间长，用药量大，易合并多脏器功能衰竭，治疗时应保持内环境稳定，合理选择药物，积极治疗感染，防治多脏器功能衰竭。

轻型脑梗死后脑出血患者不需要特殊治疗，以脱水降颅内压、调节和控制血压血糖、清除自由基、维持水与电解质平衡、防治并发症为主。重型脑梗死后脑出血或大面积梗死合并中重型脑梗死后脑出血患者应按脑出血治疗，使患者保持安静，积极脱水，采取综合治疗以降低颅内压、减轻脑水肿、防止脑疝、调整血压、防治并发症等。脑血肿较大者或破入脑室系统者应尽早行血肿引流术、血肿清除术或去骨瓣减压术。

对于疑有或确诊为脑梗死后脑出血的患者，应停用一切能诱发出血的药物，如抗凝剂、溶栓药、扩容剂、扩血管药、抗血小板聚集剂等。

152. 脑梗死并发脑出血的降颅压方法有哪些

答：无论出血灶，还是缺血灶，都会导致脑水肿，使颅内压增高，故积极脱水降颅压是脑梗死后脑出血治疗的有效措施。

（1）渗透性利尿药：① 20%甘露醇：依病情选用 20%甘露醇 125～250mL，快速静注，每 6～8 小时 1 次。注意甘露醇的不良反应，甘露醇用量不宜过大，一般控制在 1000mL/d 以下，对于老年患者或肾功能欠佳的患者，应控制在 750mL/d 以下，一般应用 3～5 天后应减少剂量，使用时间以 7～10 天为宜。多数学者认为，除用于抢救脑疝外，快速小剂量输入，可获得与 1 次大剂量输入类似的效果。由于脑梗死后脑出血以心源性脑栓塞多见，故在应用甘露醇时应注意心功能的情况。② 10%甘油果

82

糖：有高渗脱水的作用，还能使甘油代谢生成的能量得到利用，进入脑代谢过程，使局部代谢改善，而达到降低颅内压、消除脑水肿、增加脑血容量和脑耗氧量、改善脑代谢的目的。一般为10%甘油果糖 250 ～ 500mL，缓慢静滴。

（2）利尿性脱水剂：通过利尿作用，减轻脑水肿，对于脑水肿引起的颅内压增高，作用迅速、强效。常用呋塞米（速尿）20 ～ 40mg，肌注或缓慢静脉滴注，1 ～ 1.5 小时后视情况可重复给药。需要注意的是呋塞米能抑制肾脏排泄庆大霉素、头孢菌素和地高辛，当与前两者合用时，会增加其肾脏和耳的毒性，在肾功能衰弱时，此相互作用更易发生。

（3）肾上腺皮质激素：作用相对缓慢，也不明显，但作用较持久，主要是糖皮质激素，具有抗炎、减轻脑水肿、免疫抑制及抗休克的作用。常用地塞米松 10 ～ 15mg，加入葡萄糖液中或甘露醇中静滴，注意不良反应。

（4）人血白蛋白（白蛋白）：能提高血液的胶体渗透压，有利于液体保留在血管腔内。可间断给予，注意使用时的适应证和禁忌证，同时注意应用剂量。

153. 腔隙性脑梗死需要治疗吗

答：腔隙性脑梗死是脑梗死的一种特殊类型，是在高血压、动脉梗化的基础上，脑深部的微小动脉发生闭塞，引起脑组织缺血性软化病变。其病变范围一般为 2 ～ 20mm，其中以 2 ～ 4mm 者最为多见。如果不治疗，腔隙性脑梗死可发展成重度脑梗死，需要用药进行二级预防，如阿司匹林，1 天 1 片（100mg），或他汀类药物，如阿托伐他汀钙片，睡前 1 片（20mg）。

154. 短暂性脑缺血发作的治疗方法有哪些

答：（1）药物治疗：抗血小板凝聚剂，用于保护脑灌注、预防血栓。①阿司匹林（Aspirin）肠溶片：首选药物。推荐小剂量，75mg/d，以晚间 10 点左右服用为宜。应用小剂量阿司匹林可以抑制血小板环氧化酶，有效预防脑血栓形成，降低短暂性脑缺血发作及复发的概率，降低死亡率。小剂量阿司匹林可有效抗血小板聚集，又可减少不良反应，有利于长期服用。如阿司匹林不能耐受或不能控制发作，则可选用氯吡格雷。②氯吡格雷：75mg/d。不良反应较小，目前使用该药物的最大障碍是价格昂贵。长期服用可有出血，应定期血常规监测。③西洛他唑（培达）：口服，1 日两次，每次 50 ～ 100mg，具有抗血小板聚集及扩张血管的作用。④双嘧达莫加阿司匹林：为唯一被批准的联合用药。

（2）外科治疗：颈动脉内膜剥脱术（CEA）、颈动脉成形术、支架放置等。目前国外已开展得较多，但其远期疗效尚待观察，而国内皆未形成规模，只有零散的经验。

155. 脑出血患者是否能服用他汀类药物

答：他汀类药物常见的不良反应有头痛、失眠、消化道症状、肝功能损害及肌病等，严重时可发生横纹肌溶解。因此，在脑出血及其他病证的防治中，需要关注长期使用他汀类药物的安全性。对于他汀类药物能否应用于脑出血患者，目前仍没有一个确切的答案，围绕这一问题的研究及争论还将继续下去。目前国内外学者对于脑出血患者应用他汀类药物致出血风险及他汀类药物对于脑出血急性期的脑保护作用的研究存在患者样本量较小、观察时间点不多、他汀类药物的应用剂量与致出血风险及脑保护作用的量效关系缺乏更综合性的分析等问题，故尚需要更大规模、更为综合的临床研究以及动物学基础研究来进一步揭开答案。

156. 房颤的抗凝治疗对缺血性脑血管病的意义是什么

答：抗凝治疗是预防房颤患者血栓形成和栓塞的必要手段，使用华法林抗凝治疗可以使中风发生的危险性降低，但是抗凝治疗并不能消除房颤，不能改善患者的临床症状，如心悸、乏力、心衰等。房颤患者如果有下列情况，应当进行抗凝治疗：年龄 ≥ 65 岁，以前有过中风或短暂脑缺血发作、充血性心力衰竭、高血压、糖尿病、冠心病、左心房扩大、超声心动图发现左心房血栓。抗凝治疗一定要有专科医生指导，抗凝过度可能导致出血，抗凝强度不够则没有预防作用，长期应用华法林需检测国际标准化比值（INR），特别是用药初期，需要反复抽血化验，许多患者不能长期坚持。华法林的作用很容易受到其他药物或饮食的影响，剂量的调整不好掌握。对于一些不能耐受华法林的患者可以用阿司匹林或 / 和氯吡格雷治疗。一些无需监测 INR 的新型抗凝药物，如达比加群、利伐沙班等，陆续在临床应用。

157. 房颤引起脑栓塞使用肝素抗凝治疗需注意什么

答：（1）禁用于有出血性素质和伴有血液凝固延缓的各种疾病、肝肾功能不全、严重高血压、脑出血、急性感染引起的心内膜炎（人工瓣膜引起的心内膜炎除外）、大脑手术及脊柱手术后、胃肠道有持续的引流管、流产、活动性肺结核、剥脱性皮肤病、溃疡病、对本品过敏者，以及妊娠末 3 个月的孕妇、临产妇。

（2）慎用于乙醇中毒、过敏体质、月经期、有占位性病变者、孕妇及产妇等。

（3）如有严重出血现象，可静注鱼精蛋白急救，注射速度 < 20mg/min 或 10 分钟内注射 50mg 为宜（1mg 鱼精蛋白可中和 100U 肝素）。但应注意：①应用鱼精蛋白过量可有抗凝血作用，因鱼精蛋白干扰凝血致活酶。②由于肝素代谢，故肝素注射后间隔的时间越长，中和肝素所用的鱼精蛋白的量也越小。

（4）用药之前，进行血小板计数，用药期间应每周做两次血小板计数，并定期测定凝血时间。如凝血时间 > 30 分钟，表明用药过量，应注意观察有无出血情况。

（5）按干燥品计算，每毫克的效价不得少于 150U。

（6）采用皮下注射的一种特殊方法——深皮下脂肪层注射法，注射部位为腹壁或髂嵴上的脂肪层。这种方法可避免一般浅层皮下注射易致血肿、疼痛，且作用时间短的缺点。操作：用结核菌素空针抽准剂量，更换注射针头，然后消毒皮肤（消毒时要轻，不可重按，以免皮下出血），在离开肚脐至少 5cm 处，以及没有疤痕的腹白线以外处提起一块腹壁，固定好针头，慢慢推注药物（不要回抽针芯看回血）。注完后迅速拔出针，在针孔处轻压约 1 分钟，不可按摩。如此每次更换注射部位。

（7）肝素有利尿作用，约发生在治疗开始后的 36～48 小时内，直至停药后的 48 小时内，应注意让患者多饮水，记好出入量。肝素可抑制醛固酮的分泌，引起钾潴留，如连用多日，应测血钾。

（8）肝素可引起血液中抗凝血酶Ⅲ的消耗增多，在停用本品的 24 ～ 48 小时后开始恢复正常。在此期间，发生血栓的可能性增多，故不可突然停用，一般于停药前的 3 ～ 5 天加用口服抗凝血药以预防，并逐渐减量直至停用。

（9）如有过敏反应，应及时停药。发生与创伤有关的出血危险时，应避免受创伤，同时停止对患者进行损伤性的操作，如肌内注射、导尿等。

（10）用量过大时可引起自发性出血，如黏膜出血、关节积血、伤口出血等。

（11）吸烟、喝酒可影响本品的作用，应禁止。

158. 人血白蛋白治疗脑水肿需注意什么

答：使用人血白蛋白一般不会产生不良反应，偶可出现寒战、发热、颜面潮红、皮疹、恶心呕吐等症状。快速输注可引起血管超负荷，导致肺水肿，偶有过敏反应。

禁忌方面：对白蛋白有严重过敏者、高血压患者、急性心脏病者、正常血容量及高血容量的心力衰竭患者、严重贫血患者、肾功能不全者禁用。

注意事项：药液呈现混浊、沉淀、异物或瓶子有裂纹、瓶盖松动、过期失效等情况不可使用。药物开启后，应 1 次输注完毕，不得分次或给第 2 人输用。输注过程中如发现患者有不适反应，应立即停止输用。有明显脱水者应同时补液。运输及贮存过程中严禁冻结。

159. 甘露醇治疗脑水肿有什么不良反应

答：水和电解质紊乱最为常见：①快速大量静注甘露醇可引

起体内甘露醇积聚，血容量迅速大量增多（尤其是急慢性肾功能衰竭时），导致心力衰竭（尤其有心功能损害时）、稀释性低钠血症，偶可致高钾血症。②不适当的过度利尿导致血容量减少，少尿的情况加重。③大量细胞内液转移至细胞外可致组织脱水，并可引起中枢神经系统症状。

渗透性肾病（或称甘露醇肾病）：主要见于大剂量快速静脉滴注时。其机理尚未完全阐明，可能是由于甘露醇引起肾小管液渗透压上升过高，导致了肾小管上皮细胞损伤。病理表现为肾小管上皮细胞肿胀，空泡形成。临床上出现尿量减少，甚至急性肾功能衰竭。

寒战、发热、头晕、视力模糊，排尿困难，高渗引起口渴，甘露醇外渗可致组织水肿、皮肤坏死、过敏引起皮疹、荨麻疹、呼吸困难、过敏性休克，血栓性静脉炎。

160. 甘油果糖治疗脑水肿需注意什么

答：甘油果糖治疗脑水肿的作用相对缓慢，但作用时间比甘露醇要长。常规用法用量：静脉滴注，成人一般 1 次 250～500mL，1 日 1～2 次，每次 500mL 需滴注 2～3 小时，250mL 需滴注 1～1.5 小时。根据年龄、症状可适当增减。

禁忌方面：对有遗传性果糖不耐症患者禁用，对严重循环系统机能障碍、尿崩症、糖尿病患者慎用。

注意事项：使用前必须认真检查，如发现容器渗漏，药液混浊变色，切勿使用；本品含氯化钠 0.9%，用药时需注意患者食盐摄入量；孕妇、哺乳期妇女、儿童、老年患者用药尚不明确；药物相互作用尚不明确；药物过量尚不明确。

161. 脑梗死服用氯吡格雷应注意什么

答：①因创伤、外科手术或其他病理状态使出血危险性增加的患者和接受阿司匹林、非甾体抗炎药、肝素或溶栓药物治疗的患者应慎用氯吡格雷。②因可能使出血加重，不推荐氯吡格雷与华法林合用。③需要进行择期手术的患者，如抗血小板治疗并非必须，则应在术前停用氯吡格雷7天以上。④氯吡格雷可延长出血时间，患有出血性疾病，特别是胃肠、眼内疾病的患者要慎用。⑤医护人员应嘱咐患者，当他们服用氯吡格雷（单用或与阿司匹林合用）时止血时间可能比往常长，同时患者应向医生报告异常出血情况（部位和出血时间）。⑥应用氯吡格雷后极少出现血栓性血小板减少性紫癜（TTP），有时在用药后短时间内出现，其特征为血小板减少、微血管病性溶血性贫血，伴有神经学表现、肾功能损害或发热。TTP可能威胁患者的生命，需要立即采取血浆置换等紧急治疗。

162. 中风患者发热如何处理

答：根据中风患者发热原因的不同，一般将其分为感染性发热、中枢热、脱水热等。①感染性发热：需使用抗感染药物。②中枢热：需治疗原发病，适当使用物理降温。③脱水热：适当补液、饮水等，补充生理需要量。

163. 中风急性期如何控制血压

答：中风急性期的血压控制，在参考高龄、基础血压、平时用药、可耐受性的情况下，降压目标一般应≤140/90mmHg，理想目标应≤130/80mmHg。糖尿病合并高血压患者应严格控制血压在130/80mmHg以下。降血压药物以血管紧张素转换酶抑制剂、血管紧张素Ⅱ受体拮抗剂类在降低心脑血管事件方面效果明显。

急性期血压控制方面应当注意以下几点：①准备溶栓者，应使收缩压＜180mmHg、舒张压＜100mmHg。②缺血性中风后24小时内血压升高的患者要谨慎处理，应先处理紧张焦虑、疼痛、恶心呕吐及颅内压增高等情况。血压持续升高，收缩压≥200mmHg或舒张压≥110mmHg，或伴有严重心功能不全、主动脉夹层、高血压脑病，可予谨慎降压治疗，并严密观察血压变化，必要时可静脉使用短效药物，如拉贝洛尔、尼卡地平等，最好应用微量输液泵，避免血压降得过低。③有高血压病史且正在服用降压药者，如病情平稳，可于中风24小时后开始恢复使用降压药物。④中风后低血压的患者应积极寻找和处理原因，必要时可采用扩容升压的措施。

164. 中风急性期如何控制血糖

答：常规来说，空腹血糖应＜7mmol/L（126mg/dL），糖尿病血糖控制的靶目标为HbAlc＜6.5%，必要时可通过控制饮食、口服降糖药物或使用胰岛素来控制高血糖。

急性期血糖控制方面应当注意：血糖超过11.1mmol/L时可给予胰岛素治疗，血糖低于2.8mmol/L时可给予10%～20%葡萄糖口服或注射治疗。对于降糖目标，美国内分泌学会的建议是将中风患者的空腹血糖尽可能控制在6.1mmol/L左右；欧洲国家则认为应降得更低一些，可将控制目标范围定在4～7mmol/L。由于担心血糖过低会对脑细胞代谢产生不利影响，目前不少专家还是主张将空腹血糖定为 5 ～ 7mmol/L，餐后血糖则控制在 7 ～ 10mmol/L。

165. 什么是脑保护治疗

答：在脑梗死灶的周围一般会形成一个缺血半暗带，其中存在大量处于休眠状态或半休眠状态的脑细胞，这些细胞仅能维持自身形态的完整，由于缺少能量的供应，无法行使原有的正常功能。因此，挽救这些细胞是目前临床治疗的关键。一般认为，半暗带自缺血后 1 小时就会出现，通常可持续 6 ～ 24 小时，有很少一部分患者在数天之后仍可检测到半暗带的存在，医学上就提出了"时间窗"的概念。在这段时间内，通过有效治疗，可使原来栓塞的脑动脉血管重新通畅或建立新的侧支循环，使原来处于缺血状态的脑细胞恢复血流，使其逐渐恢复正常的神经功能。使用相关药物挽救梗死灶周围的半暗带，缩小梗死灶，产生对脑组织的保护。

166. 脑保护治疗的药物有哪些

答：（1）钙通道拮抗剂：钙离子大量内流是触发神经元死亡的关键，钙通道拮抗剂是第一个被用于急性缺血性中风研究的神经保护剂。尼莫地平是临床上最常用的钙通道拮抗剂，可通过血脑屏障，抑制钙离子跨膜向神经元内流动和细胞内钙离子释放，防止钙离子超载，防止蛋白降解酶激活，减轻缺血后神经元骨架破坏，从而起到神经保护的作用。此类药物还包括达罗地平、尼卡地平、伊拉地平、氟桂利嗪等。

（2）兴奋性氨基酸（EAA）受体拮抗剂：研究证实，在缺血的脑组织中有大量的 EAA 释放。EAA 对缺血脑组织有兴奋毒性，是脑缺血病理改变的主要环节，由突触后受体调节。应用 EAA 受体拮抗剂可抑制神经元对 EAA 过度释放的激活反应，通过阻断钙离子进入神经元的受体或离子通道起脑保护作用。此类药物包括：① N– 甲基 –D– 天冬氨酸受体拮抗剂，如右美沙芬、地佐西平等。② α– 氨基 –3– 羟基 –5– 甲基 –4– 异氧吡咯丙酸受体拮抗剂，如托吡酯、拉莫三嗪等。

（3）自由基清除剂及抗氧化剂：缺血缺氧导致脑组织发生一系列还原反应，其中脂质产生的氧自由基是再灌注脑损害的重要因素。①维生素 C、E：为已知有效的抗氧化剂，在临床上有很多用途，但因为吸收以及作用相对缓慢，使其在治疗脑血管病方面的作用有限，目前常用烟酸 – 维生素 E 合剂。②胞磷胆碱：是磷脂酰胆碱的前体，参与降低自由基形成的游离脂肪酸水平，达到脑保护作用，目前正期待 FDA 的评价。③依达拉奉：最近临床研究的热门药物，是一种自由基捕获剂，能抑制黄嘌呤氧化酶、次黄嘌呤氧化酶的活性，刺激前列环素生成，减少炎症介质白三烯，降低脑自由基浓度，缩小缺血半暗带发展或梗死的面积，并抑制迟发性神经元的死亡。

（4）一氧化氮合成酶（NOS）抑制剂：在脑缺血早期，NOS 被激活，大量神经元和内皮细胞来源的 NO 产生，直至 NOS 失活。在再灌注期，NOS 被再次激活，造成脑组织再损伤。

（5）神经节苷脂和神经生长因子神经节苷脂：神经节苷脂和神经生长因子神经节苷脂主要是保持神经细胞膜质结构的稳定，促进神经再生。神经生长因子主要是抑制神经细胞的程序性细胞的死亡，并能增加氧化氢酶、超氧化物歧化酶、谷胱甘肽、过氧化酶等自由基清除剂的活性，减轻神经细胞的损伤。实验证实，神经节苷脂能明显减小大鼠脑缺血的梗死面积，减轻脑缺血再灌注后神经功能缺损程度，明显减轻缺血区神经元的损害，具有显著的脑保护作用。

167. 高血压患者如何使用降压药

答：很多患者在应用降压药治疗一段时间后，血压降到正常就立即停药，结果停药后血压又升高，还要再使用药物降压。这种间断和无规律的治疗不仅造成血压较大幅度的波动，而且加重动脉硬化和对心脏、脑、肾脏等的损害。正确的服药方法是血压降到目标范围后，在医生的指导下坚持服药。患者应注重平稳控制血压，减少血压的大幅波动，避免中风发生的可能。

168. 抗血小板聚集药物有哪些

答：在抗血小板治疗中，阿司匹林、氯吡格雷、西洛他唑等是常用的口服药物。（注：具备国际国内临床循证医学证据的阿司匹林、氯吡格雷、西洛他唑的专利产品药物名称分别为拜阿司匹林®、波立维®、培达®。）

阿司匹林不可逆性抑制血小板环氧化酶 –1，从而阻止血栓烷 A2 的形成。

氯吡格雷属于噻吩吡啶类衍生物，不可逆地抑制血小板二磷酸腺苷 ADP 受体，从另一条通路来抑制血小板聚集。氯吡格雷是一种常用的抑制血小板聚集的口服片剂。过去 10 多年中超过 13 万名患者的多项大型临床研究及超过 120 万患者的临床应用充分证实，氯吡格雷对心脑血管及外周动脉等动脉粥样硬化血栓形成事件的疗效及安全性。氯吡格雷可有效抑制血小板黏附聚集，防止血小板血栓的形成，促进血流通畅，可降低心肌梗死或外周动脉粥样硬化性血栓形成的危险，减少中风复发的机会。美国、欧洲及中国脑血管病防治指南都将氯吡格雷作为预防中风再发的推荐药物之一。

西洛他唑是一种新的抗血小板药物，自1997年在中国上市以来一直是治疗外周动脉疾病的首选药物，它是磷酸二酯酶Ⅲ（PDE Ⅲ）抑制剂，可抑制PDE活性和阻碍环磷酸腺苷（cAMP）降解及转化，具有抗血小板、保护内皮细胞、促进血管增生等作用。2008年中国食品药品监督管理局批准西洛他唑增加新适应证，即预防脑梗死复发（心源性脑梗死除外）。《中国脑血管病防治指南》和《临床诊疗指南·神经病学分册》已将西洛他唑列为预防脑梗死复发的推荐药物之一。此外，西洛他唑可有效抑制糖尿病患者颈动脉内膜肥厚，预防无症状脑梗死的发生，可使糖尿病患者中风复发的相对危险性下降64.4%。同时西洛他唑还是治疗糖尿病患者外周动脉疾病的首选药物，对于糖尿病患者来说是获益更大的抗血小板药物。总之，西洛他唑与传统的抗血小板药物不同，不仅可减少血小板聚集，还可保护内皮细胞和神经元，对有微出血风险、合并糖尿病及颅内小动脉狭窄的脑梗死患者都是更好的选择。

169. 抗血小板药物有哪些不良反应

答：抗血小板药物具有抑制血小板黏附、聚集和释放等功能，可防止血栓形成，延长已活化的血小板生存期，在治疗剂量范围内导致出血等不良反应比较少见。常见的不良反应列举如下。

（1）阿司匹林：①过敏性皮疹：一旦出现，应立即停药。②上腹不适、恶心、纳差：为药物对胃的刺激所致，可用肠溶制剂、微粒化制剂或泡腾片，减少药物对胃黏膜局部的刺激；也可与食物同服，以减轻症状。③消化道出血：多发生于慢性胃病患者，也可见于无胃病病史者。目前推荐用于冠心病一级和二级预防的剂量很少发生上消化道出血。一旦发生，立即停药，必要时进行纤维胃镜检查，以明确出血部位和病变性质。尚没有证据支持需常规应用质子泵抑制剂等抑酸药物进行预防。对于出血者，推荐采用局部止血措施，如口服凝血酶、胃黏膜保护剂、胃酸抑制剂，避免全身性使用促凝药物，以免诱发心脑血管事件的发生。④皮肤出血点：为药物抗血小板作用所致，通常减少剂量或停药后消失。目前推荐的给药剂量下，其发生率较低。⑤对外科手术的影响：为保险起见，外科手术前必须停用阿司匹林1周以上，否则易出现手术创面的广泛渗血；如需尽早手术，必须停药后监测血小板功能，在血小板聚集率恢复到大于50%时方可手术；急诊手术必须立即停用阿司匹林，可输注新鲜血小板，新输入的血小板可以发挥正常功能。

（2）噻氯匹定：①肝酶升高：用药后可见转氨酶升高，轻度升高（低于正常值上限的两倍）不影响用药；明显升高需停药，并予以保肝治疗。②粒细胞缺乏和/或血小板降低：为较严重的不良反应，轻度者需停药观察；严重者（粒细胞绝对值低至500/mm^{3}以下）需接受对症药物的治疗（如IVIG）。③皮疹：为过敏反应，一旦发生，需停药。④出血：可见皮肤、消化道、泌尿道出血，降低给药剂量可减轻症状，必要时应停药。

（3）氯吡格雷：①出血。②血液病。③胃肠道反应，如腹痛、消化不良、便秘等。④皮疹和其他皮肤病。⑤中枢和周围系统疾病。⑥肝脏和胆道疾病。

各种抗血小板药物的不良反应有所不同，但共同的不良反应是出血。抗血小板药物可抑制血小板聚集，而血小板既是动脉血栓形成的因素之一，同是又是机体出血时止血作用所必须的成分，故应严格控制用药剂量，掌握适应证和禁忌证。同时注意使用抗血小板药物期间避免手术和创伤，一旦遇到这种情况，只有输注血小板悬液才有效。

170. 缺血性中风患者如何使用阿司匹林

答：对于不符合溶栓适应证且无明确禁忌证的缺血性中风患者，应在发病后尽早给予阿司匹林 150 ～ 300mg/d，急性期后可改为预防剂量（50 ～ 150mg/d）。溶栓治疗者可在溶栓 24 小时后开始使用。

171. 脑出血患者能否服用阿司匹林

答：首先，脑出血急性期禁用阿司匹林。其次，需鉴别脑出血的原因，看是高血压性脑出血，还是动脉硬化性脑出血或者是脑动脉畸形导致的出血。如果是高血压、动脉硬化引起的出血，在出血急性期过后，应用阿司匹林不会加重出血，而且，高血压、动脉硬化患者发生梗死性疾病的风险比发生出血性疾病的风险大。

172. 服用阿司匹林需注意什么

答：手术前 1 周应停用，以避免凝血功能障碍；不宜饮酒，避免加剧胃黏膜屏障损伤；凝血功能障碍者避免使用；消化道溃疡患者不宜使用；哮喘患者、孕妇、儿童不宜使用。

173. 为什么动脉粥样硬化需治疗

答：如果颈动脉和椎动脉中的某一条或多条血管的管壁像老化的水管一样有很多的锈垢（动脉粥样硬化斑块），那么这些斑块的碎片一旦掉下来，就有可能顺着血流进入脑动脉而造成脑梗死。此外，颈动脉或椎动脉的主干管腔变窄或闭塞，其末端血管还可因得不到足够的血液供应而出现脑梗死。研究证实，长期规律服用他汀类药物可以稳定或逆转斑块。因此，如果发现患者有动脉粥样硬化斑块，就必须引起重视，应服用他汀类药物治疗，以预防中风的发生。

174. 调脂的药物有哪些

答：调脂药物的种类很多，临床证实，较为有效的西药主要有以下几种。①他汀类：目前主要有 5 种，即洛伐他汀、辛伐他汀、普伐他汀、氟伐他汀、阿托伐他汀，还有以洛伐他汀为主要成分的血脂康。②贝特类：主要有非诺贝特、吉非贝齐、苯扎贝特 3 种。③胆汁酸螯合剂：主要有考来烯胺、考来替泊。④烟酸及其衍生物：主要有烟酸、烟酸肌醇酯、阿昔莫司。⑤其他：包括弹性酶、普罗布考、泛硫乙胺、鱼油制剂等。

175. 服用调脂药有什么不良反应

答：（1）肌病。最常见被报道的他汀类药物的不良反应就是肌病，肌病是他汀类药物不能耐受和停药的重要原因，主要包括肌痛、肌炎和横纹肌溶解。肌痛主要表现为肌肉疼痛或肌无力，不伴有肌酸激酶（CK）的升高。肌炎有肌肉症状，并伴有 CK 升高。横纹肌溶解有肌肉症状，伴有 CK 显著升高，超过正常上限的 10 倍，还有肌酐升高，常有褐色尿和肌红蛋白尿。横纹肌溶解中的少部分患者可能会因急性肾功能衰竭而死亡，这是他汀类药物最严重的不良反应。总体来说，他汀类药物引起肌病的风险是很低的。目前市场上的他汀类药物发生肌病的风险是大致相近的，但西立伐他汀因比其他他汀类药物高 5～7 倍而撤市。他汀类药物诱导的肌病似乎与剂量相关。

（2）对肝功能的影响。转氨酶升高的发生率是 0.5%～2%，且呈剂量依赖性。目前市场上的他汀类药物均可引起无症状转氨酶升高（超过正常上限 3 倍），低中剂量时发生率＜1%，高剂量（80mg/d）时发生率可达 2%～3%。转氨酶升高大多是一过性的，轻度升高（＜3 倍）可继续服用，70% 的患者转氨酶可以逐渐降至正常。由他汀类药物引起并进展成肝功能衰竭的情况罕见。所有的他汀类药物均依赖于胆道排泄，如果有肝衰竭或者胆道完全性梗阻的任何临床表现时，他汀类药物均不能使用。

176. 他汀类药物应如何服用

答：他汀类药物，如立普妥、辛伐他汀等，不仅仅是降脂药，也是抗动脉粥样硬化的药物。抗动脉粥样硬化的治疗需要长期服用他汀才能见效，若中途停药会导致粥样硬化斑块继续增长、斑块脱落或不稳定的斑块发生破裂，上述情况都会引发中风再次发生。因此，如果没有其他禁忌证，一般他汀类药物应该长期坚持服用。

177. 血压是否降得越低越好

答：一些高血压患者在得知血压高后，往往很着急，希望能很快将血压降下来。这种想法是错误的，血压降得过快、过低会使人感到头晕、乏力。高血压患者应将血压控制在低于140/90mmHg，合并糖尿病和肾脏病的患者的降压目标以低于130/80mmHg为宜。但对于合并脑血管狭窄的高血压患者，为保持充足的脑部供血，应将血压维持在相对高一些的水平。脑血管狭窄程度较重时，如果将血压降得过低，会使本来就已处于缺血状态的大脑进一步缺血，从而发生脑梗死。因此，对高血压的治疗，应根据患者的实际情况将血压控制在合理的水平。

178. 中老年人是否应服用阿司匹林预防中风

答：阿司匹林是百年老药，用途非常广泛，除了基本的镇热解痛作用之外，近来因为发现它能够预防血栓的形成，所以很多医生会开低剂量的阿司匹林来防止高危险群患者血管阻塞，引发中风、心肌梗死或其他血栓性的心血管疾病。在美国，药局也可以见到低剂量的阿司匹林以非处方药的方式进行销售，让消费者自行购买，用来保健。但这种保健用量到底多少才安全？用多了会怎么样吗？根据美国心脏学会旗下的《中风》医学期刊报道，长达14年的大型研究显示，每周服用6颗以下，有助于降低

25%的血栓型中风，但是服用太高剂量，如每周超过 15%，反而会发生出血型的中风。因此，以阿司匹林来预防中风可以说是过犹不及，要注意剂量的控制。最安全的方法是先到医院请教专科医生，咨询他们是不是应该长期服用低剂量的阿司匹林来预防中风，然后在他们的建议与监督下小心服药，千万不要到处乱买阿司匹林自我保健。

179. 蛛网膜下腔出血为什么要卧床 1 个月

答：蛛网膜下腔出血患者在 1 个月内需安静休息，绝对卧床，同时控制血压，以防患者可能因为下床活动等导致血压升高，再次出血。原因是首次出血后，纤溶酶的活性增高，而此时破裂口处动脉壁的修复尚未完成，或是因为动脉瘤的反复破裂出血及渗血，特别是合并高血压的患者、血压控制不佳的患者，高血压将成为再次出血的诱因。另外，休息不好、焦虑症状、过早下床活动、用力排便及咳嗽以及血小板、凝血功能下降也是诱发因素。因此，若要预防次再次出血，要绝对卧床休息，保持情绪稳定，保持大便通畅，避免用力排便，可适当使用通便药，如有咳嗽，需积极治疗咳嗽，控制血压，维持收缩压在 110～140mmHg 之间。有报道指出，约 10%的蛛网下腔出血患者在接受治疗前死亡，30天内病死率约为 25%或更高，再次出血的病死率约为 50%，两周内再出血率为 20%～25%，6 个月后的年复发率为 2%～4%。

180. 什么是亚低温保护

答：亚低温保护是指通过人工干预的方法，如冰袋、冰毯、静脉输注低温液体、药物的"冬眠合剂"等，使患者的体温降低，保持肛温在 32℃～35℃为宜，从而降低脑细胞氧耗量、降低脑能量代谢、保护血脑屏障、减轻脑水肿、降低颅内压等。

181. 什么是脱水治疗

答：脑水肿是急性脑血管病常见的继发性损害，而脱水治疗是减轻脑水肿的常用方法。脱水治疗主要是运用药物将组织间隙中的水分脱出，以减轻水肿效应。其具体用药主要根据病灶的大小及脑水肿程度而定，脱水治疗无效或病情恶化进展者尚需酌情考虑手术减压。适应证：急性颅脑外伤、颅内占位性病变、急性脑血管疾病、颅内感染、各种原因引起的脑缺氧，其他如中毒、中暑、妊娠高血压综合征、癫痫持续状态、全身性疾病、感染、水和电解质紊乱等引起的脑水肿，颅内压增高者。禁忌证：有严重心、肝、肾功能不全者禁用或慎用，休克、低血压、严重脱水、全身衰竭未纠正前。

常用药物如下。

（1）高渗性脱水药：作用相对缓和，但较持久，是脱水治疗的主要用药。①20%甘露醇：每次 5～10mL/kg，快速静脉滴注，于 20～30 分钟内滴完，紧急时可静脉内注射，每 6～12 小时 1 次，每日 100～200g。②25%山梨醇：每次 4～8mL/kg，静脉滴注，于 20～30 分钟内滴完，紧急时可静脉注射，每 6～12 小时 1 次。③50%甘油盐水：口服，1mL/kg（首次 1.5～2mL/kg），每 4～6 小时 1 次。昏迷患者可经鼻饲给药。

（2）强效速效利尿药：作用迅速，利尿的同时有明显的排钠、排钾作用，故容易引起水、电解质紊乱，在低钠时利尿效果不佳，用于脱水治疗早期。呋塞米：每次 1～2mg/kg，静脉注射，或加入 20% 甘露醇 100 ～ 250mL 快速静脉滴注，脱水效力更大。6 ～ 8h 可重复 1 次。本品静脉滴注速度不宜＞ 250mL/h，以免引起神经性耳聋。

（3）其他脱水利尿药：25% 低盐人血白蛋白 20 ～ 40mL 静脉注射，2 ～ 3 次 /d。浓缩血浆或冻干血浆以半量稀释液溶解，使之成浓缩血浆，有轻度脱水的作用。以上两药均可以补充白蛋白，既有利于血浆胶体渗透压的维持，也有较好的利尿作用，但价格昂贵，不作常规脱水之用。

注意事项：①在使用前尽可能先检查心、肾、肝功能。②脱水疗法是降低颅内压、缓解病情的权宜措施，还必须针对病因进行治疗，或与其他治疗同时进行，如冬眠降温、给氧、皮质激素、手术等。③关于摄入水量的限制，一般成人限制在 1500 ～ 2000mL/d。但应注意，脱水治疗应以减少血管外液为主，血管内液不仅不应减少和浓缩，还应保持在正常或高于正常水平，并适当稀释。脱水应以增加排出量来完成，不应使摄入量低于正常代谢需要量。此外，脱水治疗时应维持血浆胶体渗透压不低于 15mmHg（血浆白蛋白在 30g/L 以上），维持血浆渗透压不低于 280 ～ 330mmol/L。高血糖对脑有害，应监测血糖水平，并应控制输液中的糖成分。④每日记录出入液量，观察用药后的效果。因每人对药物的反应不同，应根据病情及疗效选用合适的脱水药物。⑤注意观察水、电解质是否平衡及肾功能是否正常。每日查血钾、钠、氯、尿素氮、肌酐，并行血气分析等。特别注意有无低钾血症，必要时予以心电监测。以上各项如有异常，应及时纠正。一般用脱水药后，每排尿 1000mL，补钾 40mmol。⑥高渗性脱水药应快速静脉滴注，注射时不可漏出血管外。⑦密切观察病情，特别注意血压、脉搏、呼吸、意识及瞳孔大小。

182. 西医治疗中风后抑郁症有哪些药物

答：目前临床上一线的抗抑郁药主要包括选择性 5– 羟色胺再摄取抑制剂（SSRI，代表药物氟西汀、帕罗西汀、舍曲林、氟伏沙明、西酞普兰和艾司西酞普兰）、5– 羟色胺和去甲肾上腺素再摄取抑制剂（SNRI，代表药物文拉法辛和度洛西汀）、去甲肾上腺素和特异性 5– 羟色胺能抗抑郁药（NaSSA，代表药物米氮平）等。传统的三环类、四环类抗抑郁药和单胺氧化酶抑制剂由于不良反应较大，应用明显减少。

183. 血管性痴呆如何治疗

答：治疗原发性脑血管疾病；高血压治疗，一般认为收缩压控制在 135 ~ 150mmHg 可改善认知功能；抗血小板聚集治疗，阿司匹林等可改善脑循环；2 型糖尿病是血管性痴呆的一个重要危险因素，糖尿病患者的降糖治疗对血管性痴呆有一定的预防意义；用他汀类药物可以降低胆固醇，对预防脑血管病有积极意义。

认知症状的治疗，维生素 E、维生素 C 和银杏叶制剂等可能有一定的辅助治疗作用；胆碱酯酶抑制剂多奈哌齐对血管性痴呆可能有效；脑赋活剂，如吡拉西坦、尼麦角林等，有助于症状的改善。

对患者出现的精神症状、各种不良的行为、睡眠障碍等，应进行相应的药物治疗；患者的康复治疗亦很重要，关系到其生活质量。

184. 中风后癫痫发作如何治疗

答：中风所引起的脑局部病生理变化易导致癫痫发作，发病机制是中风后有脑血管痉挛、神经元缺血缺氧引起钠泵衰竭，使神经细胞膜过度除极化而引发癫痫；还有脑水肿、急性颅内高压影响神经元的正常生理活动，引起痫性放电而致癫痫发作；再有严重水、电解质紊乱，使得颅内电离子异常而引起痫性放电，引发癫痫。因此，在规范运用抗癫痫药物的同时，应适当使用预防血管痉挛药，减轻脑水肿，维持水、电解质、酸碱平衡。治疗上需对癫痫发作及癫痫综合征进行正确分类，这是合理选药的基础。此外，还要考虑患者的年龄（儿童、成人、老年人）、性别、伴随疾病以及抗癫痫药物潜在的不良反应可能对患者未来生活质量的影响等因素。老年人共患病多，合并用药多，药物间相互作用多，而且老年人对抗癫痫药物更敏感，不良反应更突出。因此，老年癫痫患者在选用抗癫痫药物时，必须考虑药物不良反应和药物间的相互作用。对于育龄期女性癫痫患者应注意抗癫痫药对激素、性欲、女性特征、怀孕、生育以及致畸性等方面的影响。

传统抗癫痫药物，如苯妥英钠、苯巴比妥等，虽有一定临床疗效，但是不良反应较多，如齿龈增生、毛发增多、致畸率高、多动、注意力不集中等，患者不易耐受。抗癫痫新药，如拉莫三嗪、左乙拉西坦、托吡酯、奥卡西平等，不仅临床疗效肯定，而且不良反应小，患者容易耐受。抗癫痫药物治疗应该尽可能采用单药治疗，直至达到有效或最大耐受量。单药治疗失败后，可联合用药。尽量将作用机制不同、很少或没有药物间相互作用的药物配伍使用。合理配伍用药应当以临床效果最好、患者经济负担最轻为最终目标。

185. 何时选择胃造瘘

答：患者中风后出现吞咽困难，经治疗效果不佳，长期留置胃管，营养状况不佳，估计生存期长于 3 个月者，可行永久性胃造瘘术；生存期短于 3 个月者，则行暂时性胃造瘘术。常用的方法为经皮内镜下胃造瘘术（PEG），在内镜引导下，经皮穿刺放置胃造瘘管，营养液通过 PEG 喂养管直接输注到胃内，以达到胃肠道营养和其他治疗目的。

186. 中风患者呃逆如何治疗

答：中风患者的呃逆症状很常见。顽固性呃逆多见于脑干梗死的患者，也见于脑出血患者或大面积脑梗死伴发脑水肿，并引起颅内压升高造成脑干受压的患者。这是因为脑干的病理性刺激通过某种神经通路会同时引起膈肌和喉头痉挛。此时重在治疗原发病，必要时可选择舒必利治疗。同时，胃部刺激可以反射性引起呃逆，可适当使用胃动力药物治疗。

具体药物应用：甲氧氯普胺 10mg，静脉注射，以后每 6 小时口服或肌肉注射 10mg；氯丙嗪 25mg，口服或肌肉注射，每日 3 次；苯妥英钠 200mg，缓慢静脉注射（5 分钟以上），以后 100mg 口服，每日 4 次；盐酸丙咪嗪，开始时每次 25mg，每日 3 次，后逐渐加量，一般增至 225mg/d 时呃逆停止；尼群地平 60mg、硝苯地平 10mg，每日 3 次；东莨菪碱，每次 0.3 ～ 0.6mg，肌肉注射，6 ～ 12 小时 1 次，直至呃逆停止。

187. 脑出血在什么情况下选择手术治疗

答：①幕上出血≥30mL，幕下出血≥10mL。②脑中线结构移位≥1cm。③脑室、脑池受压变形或消失，尤以环池、第四脑室更需注意。④双侧瞳孔不等大，瞳孔光反射迟钝，甚至瞳孔散大、反射消失。⑤患者意识状态转差，如躁动不安、嗜睡，甚至昏迷。

以上前3条为头颅CT所得结果，后两条为症状和体征，当满足条件①，同时再具备②～⑤中的任意一条时，即需选择手术治疗。

188. 脑梗死在什么情况下选择手术治疗

答：患者为大面积脑梗死，经内科保守治疗，不能有效缓解颅高压时，可采用外科去骨板减压手术治疗。在相应部位开颅去除部分颅骨，形成"小窗口"，达到减轻颅内压力的目的，以挽救患者的生命。

189. 血管介入后需注意什么

答：首先，卧床休息，穿刺肢制动24小时，加压包扎，尼莫地平注射液（50mL：10mg）静脉泵入，速度为2mL/h，注意控制血压，收缩压控制在110～150mmHg，舒张压控制在60～90mmHg。其次，多饮水，促进造影剂排出，清淡饮食。再次，观察穿刺部位及双足背动脉搏动、肤温、肤色变化。

190. 介入后需长期服用什么药物

答：未植入支架，口服阿司匹林，1天1片（100mg），或氯吡格雷，1天1片（75mg）。植入支架后，使用他汀类调血脂药物，如阿托伐他汀钙片，睡前1片（20mg）；同时需口服阿司匹林，1天1片（100mg），氯吡格雷，1天1片（75mg），两种抗血小板药物联合治疗。

191. 脑梗死治疗后血管能再通吗

答：急性脑梗死，在时间窗内若可及时溶栓治疗，即使用溶栓药物尿激酶或阿替普酶溶栓，可增加血管再通的概率；若内科药物保守治疗，血管再通的概率较小。溶栓适应证：年龄18～80岁；脑功能损害（肢体瘫痪、言语不利等）的体征持续在1个小时以上；无明显意识障碍；脑CT显示无脑出血，未见明显的与本次症状相对应的病灶。发病在4.5小时以内者，选择全身静脉内溶栓；发病在4.5～6小时以内者，选择动脉内局部介入溶栓。

192. 缺血性中风如何进行预后评估

答：通过对肢体功能恢复情况的评估以判断其预后，即康复评定，包括肌张力评定、肌力评定、关节活动范围评定、步态分析、神经电生理评定、感觉与知觉功能评定、平衡与协调功能评定、反射的评定、日常生活活动能力的评定等。

通过影像学对脑梗死部位、面积的评估及血管成像技术对血管情况的评估以判段其预后。①与阻塞的血管大小有关，如阻塞的是小血管，脑缺血范围小，侧支循环易形成，恢复较快，预后较好；如阻塞的血管大，脑缺血范围大，脑组织受损严重，恢复较慢，预后较差。②与栓子的性质有关，栓子疏松者，预后较好，而脂肪栓子、空气栓子、细菌栓子比心源性栓子预后严重，但心源性栓子引起脑脓肿者，预后较差。

通过对患者个体身体状况及发病情况的评估以判断其预后。①与患者年龄有关，年龄大，体质差，预后较差；年龄小，体质好，预后好。②与发病速度有关，缓慢逐渐发病者，较易形成侧支循环，脑缺血可逐渐代偿，预后较好；急性起病者，未能建立侧支循环，预后较差。③与梗死的次数和数量有关，首次发作，预后较好；发生1次大面积梗死，预后较差；发生两次以上的梗塞，特别是两侧脑血管均受累，预后较差；梗死灶越多，预后越差；梗死灶单一者，预后较好。④与局灶定位症状轻重有关，发病后偏瘫失语等定位症状较轻，预后较好；偏瘫失语程度较重者，预后较差。⑤与昏迷程度有关，昏迷程度严重，持续时间越长，预后越差；起病时无昏迷，以后进入昏迷，且昏迷程度逐渐加重者，预后较差；患者神志始终处于清醒状态，预后较好。⑥与有无并发症有关，如合并压疮、肺部感染、尿路感染、糖尿病、冠心病、心律不齐、心力衰竭等，预后较差；无并发症者，预后较好。

193. 出血性中风如何进行预后评估

答：通过对肢体功能恢复情况的评估以判断其预后，即康复评定，包括肌张力评定、肌力评定、关节活动范围评定、步态分析、神经电生理评定、感觉与知觉功能评定、平衡与协调功能评定、反射的评定、日常生活活动能力的评定等。

通过影像学对脑出血部位、面积、出血吸收及脑水肿情况的评估及通过血管成像技术对血管情况的评估以判断其预后。如有血肿形成，中线结构移位明显者，及血管基础差、严重动脉硬化、动脉瘤破裂出血者，预后皆较差。

通过对患者个体身体状况及发病情况的评估以判断其预后。出血性脑中风年龄越大，预后越差，60岁以下的病死率较低，约为30%，70岁以上的病死率可高达70%以上。高血压病史越长，血压越高，预后越差，血压在200/120mmHg以上者，死亡率为30.07%。昏迷越深，时间越长，预后越差，深昏迷者死亡率高达94%。嗜睡时间越长，预后越差。病情进展越快，高颅压症状出现越早，表现越重，预后越差。脱水、降压等治疗效果越差，预后越差。出血量较大者，预后较差；伴有癫痫发作者，预后较差；伴有内脏功能紊乱者，预后较差；合并有代谢障碍者，如酸中毒、电解质紊乱者，预后较差；反复发作者，预后较差。病后无意识障碍，或意识障碍逐渐好转者，预后较好。

194. 如何治疗肩–手综合征

答：肩–手综合征常见于中风后，患者患手突然浮肿、疼痛及肩关节疼痛，并且手的功能受到限制。疼痛较重时会并发挛缩，成为康复的难题。本病的治疗分为3个环节：控制病程进展、积极进行功能锻炼、避免和减小畸形发生。对本病的患者应给予抗炎药物，如保太松衍生物，以及进行颈星状神经节反复封闭。止痛、功能锻炼和颈星状神经节封闭均有助于反射性交感神经营养不良的恢复。皮质类固醇的应用，尤其在疾病早期，不仅可减轻疼痛，而且可控制病情发展，改善疾病预后。血管扩张药也可应用。手指动力性夹板有助于防止发生畸形和恢复手指、手的肌力。对于情绪不稳、精神抑郁的患者，要引导其身心健康，适当使用安定等镇静药，避免长期使用麻醉剂和镇静剂，请精神科医生会诊以协助治疗。

195. 西医如何治疗中风患者便秘

答：（1）非药物方法：合理饮食，如增加膳食纤维含量，增加饮水量，以加强对结肠的刺激。养成良好的排便习惯，如晨起排便、有便意及时排便、避免用力排便，同时应增加活动。治疗时应注意清除远端直肠内过多的积粪，积极调整心态。这些对获得有效治疗均极为重要。

（2）药物治疗：①容积性泻剂：主要包括可溶性纤维素（果胶、车前草、燕麦麸等）和不可溶性纤维（植物纤维、木质素等）。容积性泻剂不良反应小、安全，但起效慢，不适合用于暂时性便秘的迅速通便治疗。②润滑性泻剂：能润滑肠壁，软化大便，使粪便易于排出，使用方便，如开塞露、矿物油或液状石蜡。③盐类泻剂：如硫酸镁、镁乳，这类药物可引起严重不良反应，临床应慎用。④渗透性泻剂：常用的药物有乳果糖、山梨醇、聚乙二醇 4000 等，对于容积性轻泻剂疗效差的便秘患者来说是较好的选择。⑤刺激性泻剂：包括含蒽醌类的植物性泻药（大黄、番泻叶、芦荟）、酚酞、蓖麻油、双酯酚汀等。刺激性泻剂应在容积性泻剂和盐类泻剂无效时才使用，有的较为强烈，不适合长期使用。蒽醌类泻剂长期应用可造成结肠黑便病或泻药结肠，引起平滑肌的萎缩和肠肌间神经丛的损伤，反而加重便秘，停药后可逆。⑥促动力剂：莫沙必利、伊托必利有促进胃肠动力的作用，普卢卡比利可选择性作用于结肠，可根据情况选用。

（3）器械辅助：如果粪便硬结，停滞在直肠内近肛门口处，或患者年老体弱，排便动力较差或缺乏，可用结肠水疗或清洁灌肠的方法。

196. 什么是康复

答：康复是指综合地、协调地应用医学的、教育的、社会的、职业的各种方法，使病、伤、残者（包括先天性残）已经丧失的功能尽快地、最大可能地得到恢复和重建，使他们在体格上、精神上、社会上和经济上的能力得到尽可能的恢复，使他们重新走向生活、走向工作、走向社会。康复不仅针对疾病，而且着眼于整个人生理、心理、社会能力及经济能力的全面康复。

197. 中风康复训练中的语言疗法指什么

答：中风康复是指通过治疗使患者重获日常生活技能、重返有意义的生活。对于绝大多数患者，康复涉及多个学科专业，需要由具备各种技能的健康专家组成医疗小组共同协作，包含护理、理疗、职业疗法、语言疗法，通常还要有经过专业康复治疗训练的医生。有些小组可能还包括心理医生、社工和药剂师。语言疗法是反复利用强力听觉刺激和多途径的语言刺激来进行治疗的一种方法，如给予刺激的同时给予视觉、触觉、嗅觉刺激，当患者对刺激反应正确时，要给予鼓励和肯定。

失语症的治疗：①听理解训练：治疗师把 5 ～ 10 张图片摆在桌面上，由治疗师说出图片的名称，患者指出相应的图片。

②称呼训练：治疗师向患者出示图片，患者回答图片的名称。③复述：治疗师先说，患者复述。④阅读理解训练。⑤书写训练。

构音障碍的治疗：一般情况下，按照呼吸、喉、腭、舌、唇、下颌运动的顺序进行逐个的训练，还应进行语调、音量、语速及克服鼻音的训练。

语言治疗对轻度语言障碍者，以改善语言和心理障碍、适应职业需要为目的；对中度语言障碍者，以发挥残存能力及改善功能、适应社区内交流需要为目的；对重度语言障碍者，以尽可能发挥残存能力、减轻家庭介助为目的。

198. 中风的康复治疗原则是什么

答：循序渐进，持之以恒，即选择合适的康复时机，将康复贯穿于中风治疗的全过程，包括急性期、恢复早期（亚急性期）、恢复中后期和后遗症期。康复治疗计划是建立在康复评定的基础上，由康复治疗小组共同制订，并在治疗方案实施过程中逐步加以修正和完善。康复治疗要循序渐进，逐渐地、有序地根据患者的个体情况选择不同的康复手段，要有患者的主动参与及其家属的配合，并与日常生活和健康教育相结合，而且要坚持下来，不能半途而废。这个过程中要采用综合康复治疗，包括物理治疗、作业治疗、言语治疗、心理治疗、传统康复治疗和康复工程等；采用常规的药物治疗和必要的手术治疗。

199. 中风的康复流程有哪些

答：（1）进行病情评估：通过临床症状、体征及实验室辅助检查结果，对患者病情进行总体的评估。

（2）进行康复评定：①肌张力评定：评定患者是否有肌张力增高及增高程度。②运动功能评定：评定患者运动障碍程度，同时为康复训练提供指导。③精神心理功能评定：目的在于评定患者精神意识状态清醒与否。④认知功能评定：评定患者是否有认知功能障碍及障碍的类型，主要有失认症、失用症、注意力的评定。⑤日常生活活动能力评定。⑥神经电生理评定：运用神经电生理仪器测定患者神经功能是否受损、缺失以及损伤程度等。

（3）制订康复治疗计划：①早期康复：正确体位，教会家属和护理人员采用正确的体位摆放，包括仰卧位、健侧卧位和患侧卧位的方法。坐位平衡，正确坐姿，床边坐位平衡，包括前后左右各向。转移，床到轮椅的或轮椅到床的转移。翻身练习，包括往健侧和患侧翻身，床上自我辅助练习。双手交叉前平举、上举过头、侧举、指鼻、双腿屈曲撑床抬臀、双腿交叉侧移等。床边被动运动，包括上肢、下肢和躯干。促进肌肉收缩，利用对肌肉的突然牵张，引起肌肉收缩。针对吞咽障碍，可给予面、舌、唇肌刺激，张口、鼓腮、叩齿、伸舌、舌顶上腭等，冰冻棉签或冰块含服及味觉刺激。坐站练习，早期给予患者斜床（电动起立床）站立，帮助患者重获垂直感，重获对抗重力肌的控制，重获血压的自身调节，改善立位平衡和克服直立性低血压。一般情况下，脑梗死患者要求在入选治疗组3～4天后达到床边坐位，两周内可训练站立，辅助力量视病情而定，脑溢血患者应尽量在两周内达到床边坐位，四周内达到站立。应用电刺激，低频直流电刺激、中频、脑循环等。②中期康复：抑制上肢痉挛模式。伸展躯干，促进和改善躯干活动性，抑制躯干紧张、痉挛。肢体放置与保持活动，在患手活动期间，指示在任何一个角度停住并保持在此位置片刻，以提高患侧上肢的空间控制能力。肩关节各向自主运动，肩前平举、肩外展、肩外旋。肘关节各向自主运动，肘伸展、前臂旋后。腕指的自主运动，腕背伸、桡尺侧偏、拇指外展、对指等。肩胛带的活动，向上、向外、向下。桥式运动，训练髋关节伸展控制。髋内收、外展的控制训练。膝关节屈曲、伸展的控制训练。髋伸展位膝关节的屈曲、伸展控制训练。患肢悬垂位训练下肢准备负重运动。俯卧位屈患膝训练。站立平衡训练，包括从坐到站和从站到坐、重心转移、单腿负重平衡等。迈步训练，包括足跟着地训练、双杠内步行训练、扶拐步行训练等。上下楼梯，健侧先上，患侧先下。穿脱衣训练。③后期康复：手指的精细动作加强训练。侧方行走训练，先向健侧，后向患侧。改善步态训练，骨盆放松，屈膝加强训练。促进患侧下肢支撑，站立位健腿在前、患腿在后，指示重心前移，患足足跟不能离地，患腿负重，健腿前后迈步。

（4）实施康复治疗计划：按照制订的康复训练计划，根据患者的实际病情实施。在康复训练到达一定阶段时，对康复效果进行中期评定，了解康复的有效性及重点、难点，再根据中期评定的康复效果制订下一步康复计划，完成康复治疗。

200. 什么情况下应进行中风康复治疗

答：中风康复治疗越早越好。中风发生后，在生命体征平稳（如体温、脉搏、呼吸、血压），病情无进行性进展时（如受累肢体的症状不再继续加重），可以进行康复治疗。具体情况：神志清楚，没有严重精神、行为异常；生命体征平稳，没有严重并发症，如肺部感染、严重的脏器功能不全或脏器衰竭；发病 1 ～ 2 天内，受累肢体的症状不再继续发展。

201. 什么情况下不能进行中风康复治疗

答：患者生命体征不平稳，病情进行性进展时，不可以进行康复治疗。具体情况：病情过于严重，如深昏迷、颅压过高、严重精神障碍、血压过高；伴有严重的并发症，如严重感染、糖尿病酸中毒、急性心肌梗死；严重系统性并发症，如心绞痛、房颤、急性肾衰、严重精神病和风湿病。

202. 康复治疗的方法有哪些

答：（1）运动治疗：它是最重要的康复方法，主要解决患者肌肉乏力，不能坐、站立、步行等问题。

（2）物理治疗：采用电疗、超声波、激光等手段，促进神经系统功能的恢复，缓解疼痛、肿胀等。

（3）作业治疗：主要进行日常生活活动训练，训练患者自己穿衣、大小便、吃饭、修饰等。

（4）言语和吞咽治疗：如果患者有失语或构音障碍、吞咽障碍，就需要言语和吞咽治疗。

（5）心理疏导：中风患者抑郁或焦虑的发生率非常高，心理治疗很重要。通过对患者进行心理疏导，帮助患者摆脱不良情绪，使患者树立信心。

（6）康复工程：对于有肌肉痉挛、关节畸形、日常生活不能自理的患者，需进行矫形器训练、生活辅助器具的制作和使用训练，比如给患者使用特殊的碗筷、汤勺吃饭，使用穿鞋器、纽扣钩帮助患者穿衣、穿鞋。

（7）针灸推拿及中药治疗：可有助于神经组织的再生、改善偏瘫肢体血液循环、降低肌张力等。

203. 影响中风患者康复和预后的因素有哪些

答：影响中风患者康复及预后的因素较为综合和复杂，包括年龄、基础疾病、感觉障碍改变、认知功能改变、语言功能、姿势控制、肢体功能变化、中风后治疗及康复开展的时间等多重因素。

204. 什么是中风患者的康复治疗黄金期

答：中风后 3 个月内为最佳康复期，许多中风患者及家属都错误地认为康复治疗要到后遗症期才开始进行，要等到病后 1 个月，甚至 3 个月后才能进行康复治疗。其实正规的康复训练开始得越早（发病后 3 个月内），康复效果越好。事实上，不论脑出血还是脑梗死患者，只要病情平稳，康复训练即可开始。一般来讲，脑梗死患者只要神志清楚，生命体征平稳，病情不再发展，48 小时后即可进行康复训练，训练量由小到大，循序渐进。大多数脑出血患者的康复训练可在病后 7 ～ 14 天开始进行。

205. 中风患者不同阶段的康复治疗有哪些

答：一级康复指患者早期在医院急诊室或神经内科的常规治疗及早期康复治疗，急性期康复重点是预防再发中风和并发症、鼓励患者重新开始自理活动。此阶段多进行良肢位摆放、关节被动活动、早期床边坐位保持和坐位平衡训练等。

二级康复为中风恢复期的康复，一般在康复中心或综合医院的康复医学科进行系统康复。此阶段训练内容包括坐位平衡、移乘、站立、重心转移、跨步、进食、更衣、排泄等，以及全身协调性训练、立位平衡、实用步行、手杖使用及上下楼梯等。

三级康复为中风的社区康复，一般在二级康复的基础上，根据患者居住环境进行康复，通过对患者及家属的康复宣教，使患者在家中进行常规的锻炼以维持功能。

206. 什么是物理疗法

答：物理疗法是指应用各种物理因素作用于人体，以防治疾病的方法，临床上常简称为理疗。物理疗法包括运动疗法、作业疗法、心理疗法等。

作业疗法是指以有目的的、经选择的作业活动为治疗手段来改善和补助患者功能的方法，其目的是最大限度地提高患者自理、工作、休闲等日常生活能力，提高生活质量。作业疗法主要包括机能障碍的评价与训练、认知和知觉训练、日常生活能力的评价训练、环境改造的设计和指导等。

语言疗法是指对因疾病而致的语言障碍或失语症患者进行治疗的方法。通过语言治疗，提高患者语言理解及表达能力，帮助其恢复交流功能，使之重返社会。语言训练人员应先根据患者的语言情况和病变部位诊断出障碍类型，然后运用不同的方法，通过听觉、视觉、触觉等多途径的刺激引发并强化患者的正确语言反应。

心理疗法是运用心理学的原则和方法来治疗心理疾病和心身疾病的方法。中风造成的身体残疾及功能障碍常会引发患者出现焦虑、抑郁等心理障碍，同时中风也可引起患者记忆力、注意力及定向能力等多方面的认知障碍。心理疗法通过语言、表情、姿势、态度、行为的影响，改变患者心理失常的感觉、认识、情绪、性格、态度和行为，使失调的大脑神经机能得以恢复，从而使患者异常的情绪和行为得以减轻或消除，主要方法为支持性心理治疗、理性情绪疗法和行为疗法。

207. 什么是促通技术

答：促通技术是指为促进中枢性瘫痪患者正常运动模式、姿势、控制力及平衡反应的形成，抑制和避免异常运动模式而采用的一系列训练方法。其基本要素包括两方面：其一，促进正常运动模式、姿势反射、平衡控制能力的形成；其二，抑制原始、异常的运动形式。

208. 适宜中风患者康复的方法有哪些

答：早期康复的基本目的是预防日后会出现严重影响康复进程的并发症，如肿胀、肌肉缩短、关节活动受限等，争取尽早改善功能，预防并发症。

（1）早期康复方法：正确体位；翻身练习，分别向左右两侧转动，双足撑床；床上自我辅助练习；床边被动运动；床头抬高坐位训练；呼吸控制训练；卧坐训练；坐位平衡训练；床到轮椅（或椅）的转移（完全或部分依赖）。

（2）中期康复方法：肩关节、腕指的自主运动；桥式运动，训练髋关节的伸展控制；髋内收、外展的控制训练；膝关节屈曲、伸展的控制训练。

（3）晚期康复方法：手指的精细动作、改善步态训练、促进患侧下肢支撑能力、站立位两足轮流前交叉运动等。

209. 怎样为中风患者做被动运动

答：被动运动是指全靠外力来帮助完成的运动。这种外力既可借助康复器具，也可借助他人或自身健侧肢体来实现。施行家庭康复锻炼，多在亲属的帮助下进行被动运动。被动运动可促进肢体血液循环，牵伸短缩的肌腱和韧带，放松痉挛的肌肉，恢复关节的活动度。

保持肢体功能位置，肩关节外展50°、内旋15°、屈曲40°，使肘与前胸相平，拇指指向鼻子，以防止内收、内旋畸形；肘关节屈曲90°，也可变换伸直位，防止屈曲及伸直畸形；腕关节背屈30°～45°之中位，手指轻度屈曲；髋关节伸直，腿外侧可放置沙袋或枕头，防止下肢外展、外旋位；膝关节伸直，防止屈曲畸形；足与小腿呈90°，防止足下垂及外翻畸形。各关节的被动活动要尽早进行，以患者耐受为度。肘关节屈、伸、内旋、外旋等，2～3分钟；腕关节背屈、背伸、环绕等，各方位活动3～4次；手指各关节的屈伸活动、拇指外展和环绕及与其余四指的对指，共5分钟左右；髋关节外展位、内收位、内外旋位，2～3分钟，各方位活动2～3次；膝关节屈、伸位，旋内、旋外等，2～3分钟；踝关节跖屈、跖伸、环绕位等，3分钟；趾关节的屈、伸及环绕活动，4～5分钟。每个关节都要进行被动活动，每日活动3～4次。

210. 被动运动时要注意什么

答：活动的肢体应充分放松，置于舒适的位置，活动的关节要充分支持；动作应缓慢而柔和，要有节律性，避免做冲击性动作，应尽量不引起明显的疼痛；活动范围要逐步加大；当关节显著粘连时，应避免用暴力强行运动。

211. 中风后抑郁该怎么办

答：中风后抑郁患者宜采用综合性治疗措施。心理治疗方面，要对中风后抑郁患者的心理状态做出正确的评估，帮助患者正确地面对现实，改善不良心态，建立治疗信心，帮助他们克服情绪问题，使他们能更好地配合医生的治疗，提高治疗的依从性，培养早期自我肢体康复的主动性，预防继发残疾。同时还应加强对患者家属的心理疏导，解除家属焦虑不安、悲观失望、抱怨等情绪，以免刺激患者。药物治疗方面，将治疗中风的药物与抗抑郁药物结合应用，事实上抑郁症是一种常见的疾病，只要在专科医生的指导下，接受及时正确的抗抑郁药物治疗，就能很快康复。

212. 为什么中风要进行心理治疗

答：中风后抑郁症的发生，既有生物学因素，又有社会心理因素，符合生物－心理－社会医学模式，是各种神经生物学和社会心理学因素共同作用的结果。心理治疗能积极地调整患者的心态和为人处世的方式，使患者认识到自己的人格缺陷，树立正确的人生观，培养乐观的性格，提高对生活的信心，消除失落感和悲观情绪，并使患者以积极的态度配合治疗护理，从而促进治疗效果的提高。

213. 什么是中风的一级预防

答：一级预防即未发生中风前就对引起中风的多种危险因素进行综合防治，如高血压的预防、糖尿病的预防、高脂血症的预防等，将中风发生的概率降到最低。

目前认为，一级预防的适合人群主要是心脑血管疾病、糖尿病、高血压、高脂血症的患者。做好一级预防的意义在于"防患于未然"，是未病先防的体现。

中风的一级预防主张"从娃娃抓起"，强调早期预防为主的观念。元代著名医学家朱丹溪有云："眩晕者，中风之渐也。"元代罗天益的《卫生宝鉴·中风门》曰："凡人初觉大指、次指麻木不仁或不用者，三年内有中风之疾也。"清代李用粹的《证治汇补·中风》曰："平人手指麻木，不时眩晕，乃中风先兆，须预防之。"这些都与西医学有着一致的认识。随着我国逐步进入老龄化社会，脑血管疾病的大流行将随之而来，因而做好中风的一级预防尤为重要，最好是"从娃娃抓起"。

中风一级预防最重要的措施是改变不健康的生活方式，鼓励增加体育活动，提倡有氧代谢运动，提倡健康饮食与戒烟。一级预防的重点有 3 个方面：干预血压、干预血糖、干预血脂。

214. 什么是中风的二级预防

答：二级预防是指对已有中风病史或已有短暂性脑缺血发作病史的个体再发中风的预防，防止中风复发。中风是以发病率高、病死率高、致残率高、复发率高为特点的疾病，是世界范围内人口死亡的第 3 位病因和成人残疾的首要原因。我国中风发病率居世界第 2 位，缺血性中风占所有类型中风的 85% 左右。流行病学调查发现，复发性中风占所有中风的 1/4 左右，中风存活者在 6 个月内的复发率为 8.8%，5 年内为 25%。根据我国 MONICA 的调查资料，我国中风的复发率为 30%，占国际之首。复发性中风患者的预后比首次中风更差，病死率要高于首次中风。我国台湾的一项研究结果表明，首次中风 28 天病死率为 24.5%，而复发性中风高达 60%。因此，做好中风的二级预防已成为医疗卫生的重要内容。清代沈金鳌的《杂病源流犀烛·中风源流》曰："若风病即愈，而根未能悬拔，隔一二年或数年必再发，发则必加重，或至丧命，故平时宜预防治之，第一防暴怒郁结，调气血，养精神，又常服药以维持之，庶平可安。"因此，二级预防的意义在于"亡羊补牢"。

中风二级预防的措施主要为合理膳食、控制血压、控制血脂、控制血糖、戒烟限酒、应用抗血小板药物、坚持功能锻炼等。

215. 为什么心脏病患者更应该注重预防中风

答：原因很简单，因为有心脏病的人更容易发生中风，中风的发生与有症状或是无症状的心脏病均密切相关。国外一项研究结果表明，无论在何种血压水平，有心脏病的人发生中风的危险都要比无心脏病者高两倍以上。国外还有研究显示，房颤（一种常见的心脏病）可以使中风的风险增加 3～4 倍。我国目前的大规模房颤流行病学调查资料显示，房颤患者中风的发生率达到

12.1%，以缺血性中风为主，明显高于非房颤人群的 2.3%。除房颤外，其他类型的心脏病也会增加缺血性中风的危险，包括急性心肌梗死、心肌病、瓣膜性心脏病（如二尖瓣脱垂、心内膜炎、瓣膜修复），以及先天性心脏病（如卵圆孔未闭、房间隔缺损、房间隔动脉瘤）。

216. 为什么预防中风要从幼年开始

答：预防中风要从幼年开始是因为动脉硬化的病理改变往往从幼儿时期就已开始，并随着年龄的增长而逐渐加重，主要原因是与食物中的脂肪含量过高、高糖饮食导致幼年肥胖有关。从幼年开始，应适当控制高胆固醇及高糖食品的摄入，多吃蔬菜与水果；养成不偏食、不过量的饮食习惯；积极参加多种体育活动，养成良好的生活习惯。从幼年就开始培养健康的生活方式，对人的一生极为有益。

217. 什么是中风的综合预防

答：健康的四大基石为合理膳食、适量运动、戒烟限酒、心态平衡。中风的预防应以"健康四大基石"为主要内容，以改变不良生活方式为基础，平日主要应做到以下几点：控制高血压，防治糖尿病，戒烟、少酒，保持情绪平稳，防止大便秘结，饮水要充足，坚持体育锻炼，饮食清淡，注意气候变化，定期进行健康体检。

218. 什么是卒中单元

答：卒中单元主要是以神经内科和 NICU（神经系统重症监

护室）为依托，针对中风患者制定规范和明确诊疗目标，由神经内科、急诊医学中心、神经介入治疗组、康复科、神经外科多学科专业人员讨论和护理的医疗综合体。专业人员包括临床医生、专业护士、物理治疗师、作业治疗师、言语训练师和社会工作者等。卒中单元不是一种具体的疗法，而是针对中风患者的科学管理系统，能充分体现以人为本的医疗服务理念，是多学科密切配合的综合性治疗。它是一种新的医疗管理模式，可延伸到恢复期、后遗症期，卒中单元提倡对中风患者进行集中收治，强调早诊断、早治疗、早预防，治疗要个体化、规范化、及时化和合理化。

219. 建立卒中单元治疗中风有什么意义

答：中风发病后 1～3 周是最易发生并发症的时期，其中肺部感染的发生率较高。肺部感染严重影响患者的康复，使患者神经功能恢复缓慢、神经功能缺损加重或死亡，卒中单元可以应用规范的指南和规程对患者进行检查和治疗，可有效减少由于卧床时间长而引起的并发症，使肺部感染的发生率降低，促进神经功能的恢复，减少病死率。与普通病房组相比，卒中单元可明显缩短患者平均住院时间，这是由于强化康复是卒中单元的特点之一，通过强化康复，能提高患者的日常生活活动能力。卒中单元通过对患者的全面康复治疗，加快了患者神经功能的康复，加快了床位周转率，让更多的患者享受到卒中单元的优质服务，同时还通过规范化治疗，有效降低了药费，避免了国家卫生资源的浪费。

220. 中风防治有哪些误区

答：（1）等等看，不着急。中风多为急性发病，主要表现为讲话不清、肢体麻木、无力或眩晕。缺血性脑血管病多数在夜间发作，不少人抱着一种侥幸心理，先在家里吃点药，等天亮再去医院，结果一拖就是几个小时。因此，急性缺血性脑血管病患者在6小时以内到医院看病的不足10%。研究表明，脑缺血发病后的最初6小时是治疗的最佳时机，脑内神经细胞缺血时间超过6小时后就不可能完全恢复了，这是中风不能完全康复的重要原因之一。大家都知道心肌梗死是很要命的，故临床上我们主张把中风当作心肌梗死来处理，发病后及时就医，这样患者会获得良好的治疗时间窗。

（2）重服药，轻康复。目前绝大多数中风患者主要依靠药物治疗，输液、肌肉注射加上口服，多种药物同时应用，1个疗程接1个疗程，结果不少患者还是遗留了后遗症。

（3）重治疗，轻预防。目前，中风患者一旦发生偏瘫，医疗费少则几千，多则上万。即使如此，不少患者还是遗留了后遗症，丧失了劳动能力和生活自理能力。脑血管病的形成是慢性过程，有许多危险因素存在。早期发现和控制危险因素可以降低脑血管病的发病率。到目前为止，确实还没有一种药能够将严重的脑动脉硬化恢复正常，将坏死的神经细胞复活，但是一些危险因素是可以消除的，故预防远比治疗更重要。

三、调护篇

（一）中医调护

221. 如何控制中风的诱发因素

答：中风的诱发因素是指可以促使中风突然发生的因素，这些因素贯穿于老年人的日常生活中，通常有几十种之多。调查显示，约60%的中风患者可以查到诱因，如生气、劳累、饱餐、用力过猛、饮酒、激动、排便、停服降压药等。归纳起来包括气候变化、情绪激动、用力过猛、饮食不节等。因此，老年人平常要注意天气变化，注意保暖，避免情绪激动，如厕时避免用力过猛，便秘者必要时可使用通便药物等。

222. 哪些"小动作"有助于预防中风

答：我国是全球脑中风第一大国，全国每年新发中风约200万人，且有年轻化趋势。其实，每天做几个"小动作"，可以有效预防中风。

（1）张闭嘴：经常做张闭嘴运动，即最大限度地将嘴巴张开，同时伴之深吸一口气，闭口时将气呼出。一张一闭，连做30次。张闭嘴运动可通过面部神经反射刺激大脑，改善脑部的血液循环，增强脑血管弹性，预防中风的发生。

（2）摇头晃脑：平坐，放松颈部肌肉，先上下点头3分钟，然后再左右旋转脖颈3分钟，每天2～3次。摇头晃脑可增强头部血管的抗压力，以及颈部肌肉、韧带、血管和颈椎关节的耐力，减少胆固醇沉积于颈动脉，不仅有利于预防中风，而且有利于高血压、颈椎病的预防。

（3）打耳光：每天早上用双手拍打双侧耳朵，刺激穴位，按摩经络，促使气血运行，促进血液循环，防止动脉硬化。

（4）耸肩：双肩上提，缓慢放松，一提一松反复进行，早晚各做5分钟左右。耸肩可为颈部动脉血液流入大脑提供驱动力，迫使血液加速流向大脑，减少脑血管供血不足和脑梗死的发生。

（5）摩颈部：双手摩擦发热后，迅速按摩颈部左右两侧，用力中度，以皮肤发热稍红为度，每天早晚各做5分钟。摩颈部可促进颈部血管平滑肌松弛，促使颈部血管软化，恢复弹性，改善大脑供血。

（6）按捏腋窝：左右臂交叉于胸前，左手按捏右腋窝，右手按捏左腋窝，运用腕力带动中指、无名指有节律地轻轻按摩腋窝肌肉，每天早晚各捏3分钟左右。腋窝内有9条动脉、1条静脉、12条神经、5群淋巴结，按捏腋窝能使血液在心脏、动脉、静脉及毛细血管周而复始地回流，调节脑血流量，稳定血压，从而预防中风的发生。

（7）伸懒腰：双手交叉于腹前，自胸至头顶上，伸似举重样，如此数次。当身体长时间处于休息状态或伏案工作过久时，肌肉组织内的静脉血管就会松弛并淤积很多血液，使循环血量减少。伸懒腰会引起全身大部分肌肉的较强收缩，在持续伸展中淤积的血液被赶回心脏，可增加循环血量，预防心脑血管疾病。

223. 中风后遗症如何足疗

答：中风后的治疗是综合治疗，其中足浴治疗对于患者全身气血运行的调理及后遗症状的改善、康复都是有相当益处的。足部是人体周身脏腑的一个缩小的反应区，不同的部位对应不同的脏腑功能区，通过足浴治疗可以达到调节脏腑功能、改善气血运行的目的。

对于中风后遗症患者可以进行足浴治疗，现介绍一些方法如下。

（1）伸筋草、透骨草、红花、牛膝、桂枝、鸡血藤各10～20g，加水2000mL煮沸，可以先擦洗患肢，再浸泡患肢，浸泡时可以行屈伸运动，每天两次。对于中风后肢体偏瘫、麻木效果佳。

（2）首乌藤30g，远志、川椒各10～15g，先煎水煮30分钟，去渣取汁，再与40～50℃温水混合，临睡前30分钟泡脚，同时配合足底按摩。此法对于中风后不寐患者效果较佳。

224. 中风后遗症如何足部穴位按摩

答：足部反应区不同的部位对应人体不同的脏腑功能区，通过足底穴位按摩治疗可以达到调节脏腑功能、改善气血运行的目的。中风后遗症患者可以进行足底穴位按摩治疗，以下一些足底穴位按摩对于中风后遗症的改善较为有益。

按揉患肢足三里、三阴交、解溪、阳陵泉、涌泉、申脉、照海、太冲、太溪等穴位各50次，按摩力度以局部胀痛为宜。向足跟方向依次按颈椎、胸椎、腰椎、骶椎、内尾骨、外尾骨反射区的顺序连接起来推按一遍，反复 30 遍。依次点按肾、肾上腺、膀胱反射区，各 50 次，按摩力度以局部胀痛为宜。依次点按肩、肘、膝、髋反射区，各 50 次，按摩力度以局部胀痛为宜。

225. 中风后遗症如何药浴

答：中风后遗症患者还可以尝试药浴治疗。药浴治疗是辨证分析后选择有针对功效的中药煎汤外洗，可以起到舒经除湿通络、改善气血、调节脏腑、促进机体恢复的功效。现将一些方法介绍如下。

（1）生姜 60g，加醋 100g 共煎，洗浴患肢，每天 1 次。本法祛风活络，可改善中风后肢体麻木。

（2）透骨草 30g，红花 10g，宽筋藤 30g，煮水 2000mL，去渣取液，待药液温度在 50℃左右时浸洗患肢 15 分钟，注意保持液温。本法可疏筋祛风除湿，改善中风后手足拘挛症状。

（3）槐枝 60g，桑皮 30g，艾叶 15g，川椒 10g，加水煎煮，去渣留液，趁热洗面。本法对于中风后口角㖞邪者具有散寒除湿之功效，注意洗后避风寒。

226. 中风偏瘫为什么不可一味静养

答：有些人认为，中风偏瘫后就要静养，不能从事任何活动。其实这种想法是不正确的，并不利于患者康复。如果一味限制患者活动，只是静养，连日常生活都不自理，不仅不利于患肢的功能恢复，还可导致患肢关节僵硬、肢体肿胀、肌肉萎缩等，使患者产生自责和自卑感，严重者会导致废用综合征和焦虑抑郁。中风后患肢功能的恢复很大程度上是依靠大脑的高级神经系统与肢体间的联络畅通而实现的。中风后，这条道路受到影响，只有对患肢不断进行有效刺激，才能使其逐渐恢复通畅，进而促使神经功能恢复，促进患肢功能改善。因此，中风偏瘫患者病情稳定后不宜长时间静养，应及早进行科学的康复训练，逐渐从日常的刷牙、进食等开始进行训练，以改善生活质量，减低致残率，提高患者战胜疾病的信心，促进全面康复，减轻给家庭带来的负担。

227. 中风患者有什么饮食疗法

答：中风康复期，患者宜以清淡、少油腻、易消化的柔软平衡膳食为主。应限制动物脂肪，如猪油、牛油、奶油等，以及含胆固醇较高的食物，如蛋黄、鱼子、动物内脏、肥肉等，因为这些食物中所含的饱和脂肪酸可使血中胆固醇浓度明显升高，促进动脉硬化。患者可食用植物油，如豆油、茶油、芝麻油、花生油等；饮食中应有适当蛋白质，常吃些蛋清、瘦肉、鱼类、各种豆类及豆制品，以供给身体所需要的氨基酸；多吃新鲜蔬菜和水果；低盐饮食。低盐饮食是因为食盐中含有大量钠离子，可增加血容量和心脏负担，并能增加血液黏稠度，从而使血压升高，对中风患者不利。

对于中风后遗症，中医有十分丰富的治疗经验。按照辨证施治的原则，配合相应的药膳食疗，可进一步促进康复。治疗中风后遗症的食疗方如下。

益气活血：中风后半身不遂，口角㖞斜，言语不利，面色㿠白，气短乏力，口角流涎，自汗出，心悸，便溏，手足肿胀，舌质暗淡，舌苔白腻，有齿痕，脉沉细。①黄芪桂枝粥：黄芪30g，白芍、桂枝各 10g，大枣 5 枚，与大米同煮为粥服食。②黄芪肉羹：黄芪 30g，大枣 10 枚，当归、枸杞子各 10g，猪瘦肉 100g（切片），共炖汤，加食盐调味服食。

补养肝肾：中风后眩晕耳鸣，手足心热，咽干口燥，舌质红而体瘦，少苔或无苔，脉弦细数。①栗子桂圆粥：栗子 10 个（去壳、切成碎块），与小米 50g 一同熬粥，将熟时放桂圆肉 20g，再熬 10 分钟，即可服食。②芪杞炖鳖：鳖肉 200g，黄芪 30g，枸杞子 20g，加适量水同炖至鳖肉熟烂，即可服食。③二冬鱼肚粥：天冬、麦冬各 30g，枸杞子 20g，共煮粥，粥将熟时，调入捣碎的鱼肚胶 10g，再煮沸，即可食用。

健脾化痰：中风后头晕目眩，痰多而黏，舌质暗淡，舌苔薄白或白腻，脉弦滑。①山药葛粉羹：山药 50g，葛根粉 50g，小米 100g，共熬粥服食。（糖尿病患者不宜）②橘皮山楂粥：橘皮 15g，山楂肉（干品）20g，莱菔子 15g，共熬粥服食。

228. 如何合理安排中风患者的饮食

答：中风患者的饮食应以五谷杂粮、蔬菜为主，多食粗制米面，因为其含有丰富的无机盐和维生素。每餐还需要吃些新鲜的蔬菜，因为蔬菜中含有较多的维生素 C 和钾、镁等矿物质。

患者应进食富含纤维素的食物，包括豆芽、芹菜、韭菜、菠菜、大白菜、空心菜、黄瓜、冬瓜、番茄、葡萄、海带等，防止便秘；多吃些含碘丰富的食物，如海带、紫菜、虾米等，可减少胆固醇在动脉壁上的沉积，防止动脉硬化的发生。另外，可适当食用一些豆类和菌类食物。豆类及其制品含蛋白质较多，而且具有降低血中胆固醇的作用。菌类食品包括蘑菇、香菇、木耳等，含有人体所需的多种氨基酸。

患者应控制每日食盐的摄入量，宜在 6g 以下。食盐中含有大量钠离子，人体摄入钠离子过多，会增加血容量和心脏负担。对于中老年患者，应忌用兴奋神经系统的食物，如酒、浓茶、咖啡及刺激性强的调味品。此外，需少喝鸡汤、肉汤，这对保护心脑血管系统及神经系统是有益的。

229. 如何根据中风患者体质选择食物

答：一般说来，肥胖、高脂血症患者属于血瘀、痰湿体质，应多吃点健脾化湿、活血化瘀的食物，如白萝卜、洋葱、山楂、扁豆、韭菜等。阳虚者常表现为怕冷喜暖，应多吃点桃子、椰子、樱桃、韭菜、荔枝、辣椒、桂圆、香菜、南瓜等温性的果蔬。阳盛者常表现为身体壮实、喜冷怕热、便秘、口臭，应多吃点寒性、凉性的果蔬，如香蕉、橙子、猕猴桃、柚子、苦瓜、马齿苋、莴苣、芹菜、黄瓜、冬瓜等。气郁者常表现为性情急躁易怒、易于激动或忧郁寡欢、时叹气，应多吃点佛手瓜、橙子、茴香、菠菜、韭菜、蘑菇等疏肝理气的果蔬。血虚者常表现为面色苍白、精神疲乏、易患感冒、唇色淡白，应多吃点益气养血的食物，如山药、大枣、红薯、土豆、胡萝卜、香菇、桑葚、荔枝、黑木耳、金针菜等。阴虚者常表现为形体消瘦、心中时烦、手足心热、失眠，应多吃梨、莲子、银耳、甘蔗、西瓜、大白菜、黄瓜、冬瓜等具有养阴生津作用的果蔬。

230. 哪些食物有助于预防中风

答：高热量、高胆固醇、高盐分的饮食会增加中风的概率，但有许多食物可以帮助预防中风。饮食以低盐、低脂肪、低胆醇为宜，适当多食豆制品、蔬菜和水果。

231. 保健品可以预防中风吗

答：一些保健品可能宣称具有预防中风的作用，这些说法部分是基于动物实验，大都缺乏说服力，实际上中风的原因众多，目前尚无循证医学证据证明有哪一种保健品可以预防中风。

232. 安宫牛黄丸可以预防中风吗

答：安宫牛黄丸用于已患中风而且具有高热惊厥、神昏谵语等症状者，具有清热解毒、镇静开窍的功效，其组成中的部分药物，如雄黄、冰片、朱砂，是有一定毒性的。如果在未中风时使用，易引起血脉凝滞、气血运行不畅、脑神经受损。经常这样预防性用药会导致心脑血管疾病的加重，甚至会诱发中风，特别是对气血阴阳亏虚的患者更是如此。因此，安宫牛黄丸不能作为中风的预防性用药长期服用，中医用药讲究因病施治，服药必须在专业医生的指导下进行。

233. 哪些食品有健脑作用

答：科学研究发现，许多食物，如核桃仁、大枣、葵花子、黄花菜、银耳、莲子、黑芝麻、桂圆、黄豆、花生、鸡蛋、牛奶、动物肝脏等，有健脑补益的作用。科学家还认为，凡含有蛋白质、维生素、氨基酸及钙、磷、铁、锌、铬等元素的食品，都有预防脑细胞衰老和增强记忆力的作用。这里介绍几种具有健脑补益作用的食品。

鸡蛋中含有大量的蛋白质、脂肪、矿物质，这些都是大脑新陈代谢不可缺少的营养物质。此外，鸡蛋中还含有较多的乙酸胆碱，对大脑的记忆功能有很大帮助。

黄花菜中蛋白质、脂肪、钙、铁及维生素 B 的含量都很多，被称之为健脑菜，具有安定精神的功效。

小米中含较多的蛋白质、脂肪、钙、铁和维生素 B 等营养成分，被人们称为健脑主食。

核桃、葵花子中含较多优质蛋白质和脂肪，而且它们所含的脂肪酸主要是不饱和脂肪酸，不饱和脂肪酸是大脑不可缺少的材料。

动物的肝、肾中含较多铁质。铁是组成红细胞的成分，铁质供应充足，红细胞运输氧的功能加强，大脑就可以得到充足的氧气，使记忆力增强。

234. 中风患者健脑有什么食疗方

答：（1）猪脑枸髓汤：猪脑 1 具，猪脊髓 15g，枸杞子 10g，调料适量。

（2）双耳炖猪脑：白木耳、黑木耳各 10g，猪脑 1 具，调料适量。

（3）胡桃桂圆鸡丁：胡桃仁、桂圆各 10g，鸡肉 250g，调料适量。

（4）桂圆猪髓鱼头汤：桂圆 10g，猪脊髓 100g，鱼头 1 个，调料适量。

235. 中风患者便秘有什么食疗方

答：患者应多吃粗纤维食物，保证每日 1500mL 左右的饮水量。主食（尤其是玉米、小米、燕麦片等粗杂粮）中含有较多的膳食纤维，能增大大肠内粪团的体积，刺激大肠蠕动。便秘时粗杂粮最好能占到主食的一半。酸奶、牛奶发酵过程中产生的乳酸菌以及益生菌最大的益处是调节肠道菌群，使肠道功能维持平衡，既能防止便秘，又能防止腹泻。蜂蜜含有多种营养物质和酵素，可润肠，促进大便排出。芦笋中含有丰富的水分和膳食纤维，能使大便松软，易于排出。一些水果，如番茄、香蕉等，都有防治便秘的作用。芝麻、坚果含有丰富的维生素 B、维生素 E、蛋白质、亚油酸、亚麻酸，能够增加肠道中双歧杆菌的含量，双歧杆菌连同植物纤维素一起刺激肠道蠕动，起到润肠通便的作用，以治疗便秘。

患者每日用温开水 200mL 加蜂蜜 30 ～ 50mL，于早晨空腹时服用；每日用蜂蜜 30 ～ 50mL、芝麻（黑芝麻焙熟研细末）15g、红枣粉（磨成粉）3 ～ 5g，加温开水 200mL 拌匀，于晚餐后两小时服用，有良好的预防便秘的作用。

236. 中风鼻饲患者如何选择食物

答：食物选择：米汤、米粉、稀饭、面汤、鸡蛋、牛奶、豆浆、各种瘦肉、鱼、虾、各类果汁、各类蔬菜汁。

配制方法：根据配方要求选择特定食物称量备用，固体食物，如瘦猪肉、鸡肉、鱼、虾、蔬菜等，必须先洗净，去骨、去皮、去刺，切成小块煮熟，鸡蛋煮熟去壳分成块，牛奶、米粉、肉汤等煮沸加糖。然后将每餐所需食物全部混合，一起装入电动搅拌机内磨碎搅拌成无颗粒糊状即可。配方应根据病情不断进行调整。

注意事项：混合的原则是不加药物，药片必须研碎后溶解在水中，再由胃管注入；新鲜果汁应与奶制品分别注入，防止凝块残生；鼻饲过程中避免注入空气，以防造成腹胀；灌注结束后冲净胃管，防止鼻饲液积存于管腔内变质，引起胃炎或堵塞管腔。

237. 中风患者春季如何调养

答：春季，人体的阳气开始趋向于表，皮肤腠理逐渐舒展，肌表气血供应增多，而肢体反觉困倦。中风患者应当晚睡早起，晨起后应尽量舒缓形体，在家中或庭院中信步慢行，忌进行过于激烈的运动，多沐浴阳光，放松心情，顺应春季升发之气，但要注意升发有度，避免阳气上亢太过，注意管理情绪，戒躁戒怒。另外，春季天气变化较大，容易乍寒乍暖，皮肤腠理疏松，抵御外邪的能力有所减弱，故需根据气温变化增减衣服，使身体适应春天气候的变化。春阳生发之季，喜条达疏泄，要防止肝木太过，克伐脾土，影响脾胃的消化功能。不宜食用过多的补品，不宜食用酸收、寒冷、油腻的食物，应多吃新鲜蔬菜。

238. 中风患者夏季如何调养

答：夏季，人体阳气外发，伏阴在内，气血运行相应地旺盛起来，皮肤毛孔开泄，使汗液排出，通过出汗调节体温，适应暑热气候。中风患者应注意防止室内外温差过大，引发感冒、肺炎等；还要防止长时间受风受凉，引起中风复发。中风患者夏季要适当运动，适应夏季的养长之气，但在运动时要防止大汗，也要防止中暑。运动后及时擦汗，适当补充盐开水，应用温水洗浴，不用冷水，以免使肢体受寒，影响康复。长夏时节，注意心情保持舒畅，防止情绪障碍的产生。夏季，一般情况下可选用寒凉、清心泻火、解暑之品，但中风患者脾胃虚弱者切忌贪凉，暴食冷饮、生冷瓜果等，以免影响脾胃功能。中风患者夏季饮食要清淡，选择少油腻、易消化的食物，但可适当选用具有酸味、辛辣香气的食物开胃助消化。

239. 中风患者秋季如何调养

答：秋季，阴气已升，万物成熟，秋风劲急，肃杀将至，秋季是中风发病率较高的季节，时令的变化、长时间的睡眠都可能会产生不利的影响，故中风患者应当早睡早起，同时宜安逸宁静，以缓和秋季肃杀之气的刑罚。秋季较为凉爽，适于运动和锻炼，适合中风偏瘫的肢体康复，可以鼓励患者适当增加运动量，加强康复。秋季气候寒热多变，稍有不慎，便容易伤风感冒，故中风患者要注意防寒保暖，适时增减衣物，避免受凉引发呼吸道疾病。秋季，天气少雨、干燥，易被燥邪伤津，应少食辛辣之品，否则会出现咽痒、咳嗽等症状，从而引发肺系疾病的进一步加重。患者要多饮开水、淡茶等，以养阴润燥，弥补阴津不足；多吃新鲜蔬果，补充津液，补充人体所需元素，防止燥气对机体的不利影响。秋燥也容易导致情绪的变化，家属要注意陪护，对患者进行心理疏导，使患者情绪保持稳定。

240. 中风患者冬季如何调养

答：冬季，草木凋零，冰冻虫伏，是自然界万物闭藏的季节，阳气也要潜藏在内。中风患者宜早睡晚起，最好等待日出后再活动，以保证精力充沛。严冬气温下降，冷空气刺激呼吸道，使人体抵抗力下降，正虚邪犯，患者要注意防寒保暖，起居上要细致慎重，同时也要保持一定的活动量，以保持阴阳气血平衡。冬季可以在室内开展一些合适的文化娱乐活动，有利于人们之间的沟通交流，激发患者的动手、动脑能力，促进康复。冬季的饮食调养应遵循"养阴""无扰乎阳"的原则，既不燥热，又不生冷，宜滋阴潜阳、热量较高的膳食，不可食用过于燥热的食物，以防止体内阳气过亢，再发中风。

241. 冬季如何预防中风

答：中风与气候变化有关，冬季比夏季好发。这是因为冬季天气冷，血管收缩，血压升高，夏季天气转热，血管扩张，血压下降，高血压是导致中风的一个重要因素。老年人对气候变化的适应能力差，要加强御寒，预防中风的发生。具体可以从以下几个方面着手。

（1）控制危险因素，对于有高血压、糖尿病、高脂血症、心脏疾病的患者要加强监控，及时进行正规治疗，同时嘱咐患者戒烟，少饮烈性酒，适量地多饮水、少吃盐，控制体重等。

（2）注意室内外温差，室温在 16 ～ 20℃ 即可，不宜超过 20℃，室内还应保持一定的湿度，定时开窗通风。

（3）患者要坚持一定的户外活动，时间不宜太早或太晚，运动量不宜过大。

（二）西医调护

扫码听书

242. 中风为什么要长期吃药

答：医学研究发现，糖尿病、高血压、高脂血症是导致中风的 3 大高危因素，但这 3 类疾病属于终身性疾病，一般不容易治愈，需要长期服用药物来控制病情，一旦停药，会使病情反弹，加重损害。患有以上疾病的患者，切忌乱停药，如果血糖、血压、血脂达标已有一段时间，可在医生的指导下调整治疗方案。以高血压患者为例，如果经常不能按时、按量吃降压药，就会导致血压时高时低，不断波动，不稳定的血压随时可能出现溃败，发生中风。

243. 中风为什么要定期复查头颅 CT

答：临床观察发现，在缺血性中风的早期，患者的头颅 CT 片上可能没有异常，大约 24 小时后才能见到因缺血造成的低密度脑梗死灶。若碰到这种情况，要结合患者的病史、症状，在 24 小时或者更长时间以后给予 CT 复查，确认诊断。中风病情演变超出一般规律或病情突变、加重时，宜做 CT 复查，以观察是否有新的中风发生。有些脑肿瘤患者，发病时可类似中风发作，单次 CT 检查，难以确认病变性质，CT 增强检查可能帮助识别，有时还需要 CT 随访检查，以观察 CT 影像上的变化来判定病变性质。蛛网膜下腔出血后很容易发生再出血，要及时复查 CT。部分脑出血患者的血肿会在数小时内继续扩大，与原来发病初的 CT 表现不同，以后病情还会不断发生变化，需要做 CT 复查。因此，对于大部分患者，反复多次做 CT 检查是完全必要的，这样能够动态地观察病情演变，以便正确指导治疗及进行疗效判断。

244. 中风长期吃药对胃有影响吗

答：中风后患者需要长期吃药进行二级预防，以防中风再次发生。常见的控制危险因素的药物，如降压药、调血脂药、降糖药、抗血小板聚集药等，大多数药物对胃的影响不大，但抗血小板聚集药物中的阿司匹林对胃是有影响的，故在服用阿司匹林之前，医生要了解患者是否经常有胃痛等不适症状，或者服用阿司匹林后询问其胃部有没有不舒服，这样医生就可以根据患者的病情适当选择一些对胃没有影响的药物，如氯吡格雷。

245. 中风患者长期用药如何避免伤胃

答：中风患者常需要服用阿司匹林等非甾体类消炎药，该类药物会直接刺激胃黏膜而伤胃，如果需要长期服用这类药，应遵医嘱在饭后半小时服药。阿司匹林等药物可选择肠溶片或胶囊，并注意肠溶片不可嚼碎服，胶囊不要掰开服。如服药后出现胃部不适，应在医生指导下及时停药。

246. 阿司匹林怎么服用

答：目前神经科门诊的大部分患者服用阿司匹林的剂量偏

低。用阿司匹林进行二级预防的剂量为 75 ～ 150mg/d，需要长期服用。如果每天的治疗剂量低于 75mg，对于多数人来说是不能达到有效地抗血小板聚集、预防血栓的目的，而每日超过 150mg，不但不能增加其预防血栓的作用，反而会增加其不良反应。那么阿司匹林是早晨服用好还是晚上服用好呢？目前并没有关于阿司匹林早晚服用效果和不良反应的对照研究，从阿司匹林的药物机理方面看，早晨或晚间服用都可以。

247. 阿司匹林吃吃停停对吗

答：由于担心阿司匹林的不良反应，有些患者不坚持服用，这样做是错误的。高危患者服用阿司匹林来防治中风应当是一个长期过程，这与阿司匹林的作用机理有关。阿司匹林在体内的分解产物与血小板中的环氧化酶结合，抑制血小板聚集，发挥抗血栓的作用，但由于血小板在血循环中的寿命约为 7 天，随着体内新生血小板的不断诞生，血小板的聚集功能会逐步恢复。因此，只有每天坚持服用有效剂量的阿司匹林，才能抑制新生血小板的聚集，达到预防血栓的目的。

近年来国外的研究显示，中风的存活者如果中断使用阿司匹林，在 1 个月内缺血性中风的复发危险将会增加 3 倍以上，停药1 周内更应当引起注意。

248. 脑梗死并发脑出血是否需服阿司匹林

答：脑出血患者禁服阿司匹林，否则会加重脑出血。合并脑梗死的脑出血，都是按脑出血处理。

249. 中风后偏身痛如何处理

答：在卧床的急性期就可以开始做康复治疗，肢体摆放功能位。在中风急性期后，一定要及早进行康复治疗，以免增加后遗症的发生。恢复期，治疗师应按照康复治疗的要求，规范地进行治疗，不可过度牵拉患肢。对肩-手综合征引起的疼痛，应尽快设法减轻水肿，以改善静脉回流。

250. 血脂不高者中风后为什么要长期口服降脂药

答：心脑血管突发事件发生的决定因素为动脉血管内粥样硬化斑块的稳定性，而并非血管狭窄的程度。不稳定斑块的表面容易出现破溃并导致急性血栓形成，造成缺血性中风、急性心肌梗死等严重危及生命的并发症。因此，如何稳定粥样硬化斑块是预防心脑血管突发事件的重点。现有的降脂药，尤其是他汀类，如阿托伐他汀、瑞舒伐他汀、普伐他汀等药物，除了能降低血液中的胆固醇以外，尚具有稳定斑块、抗炎等作用，可减少斑块破裂，从而降低心脑血管疾病发生的概率。很多大规模的临床研究都证实，心脑血管疾病患者长期服用该类药物可以减少死亡率。另外，研究还证实，血液中血脂的水平与局部动脉斑块对血管的阻塞程度、斑块的稳定性都没有关系。也就是说，即使血液中的血脂正常，也不代表局部组织斑块情况正常。所以，即使血液中的血脂并不高，但只要是冠心病、心肌梗死、糖尿病、中风高危人群，就要服用降血脂药，以减少心脑血管突发事件的发生。

251. 中风后为什么要戒烟戒酒

答：首先，大家对于中风的危险因素要有一定的了解，临床研究发现，高血压、高脂血症、吸烟、酗酒、心脏病或中风家族史、年龄等均是中风的危险因素。中风患者发病前往往有一种或几种危险因素，如常见的高血压、高脂血症、动脉硬化、心脏病等。那么中风后为什么要戒烟戒酒呢？这与其为中风的危险因素有关。医学研究表明，香烟中含有的尼古丁、一氧化碳等在吸入血液后会损害血管内壁，导致动脉粥样硬化加重，脂肪沉积在血管壁上，加重血管阻塞，如果堵塞发生在大脑血管，所供应的周围脑细胞死亡，从而导致中风。喝酒也是导致中风发生的重要因素，大量酒精进入人体血液后会引起大脑血管收缩，血流量减少，使大脑皮层缺氧，加重中风患者脑缺血的情况，不利于中风患者的恢复。当然，如果患者中风后不积极戒烟戒酒，有可能会导致二次中风的发生。

252. 饮酒者为什么要控制饮酒量

答：饮酒者要注意控制量，无论 1 次醉酒或长期大量饮酒，都会增加脑出血的机会。国外研究认为，喝酒的人每天饮酒的量和中风密切相关，每天少量饮酒（折算成酒精，每天不超过 30g）对心脑血管可能有保护作用，而每天饮酒的酒精含量超过 60g 时发生脑梗死的危险明显增加。酒精可通过升高血压、导致血液高凝状态、心律失常、降低脑血流量等引起中风。所以，喝酒者一定要注意控制饮酒的量，多喝有害健康。

253. 头颅 CT 或 MRI 提示中风但无症状需吃药吗

答：头颅 CT 或 MRI 提示有中风表现，表明已经有陈旧性脑梗死的病灶，也就是以前曾有中风的情况出现，可以没有任何症状，但再次发生中风的风险是正常人的好几倍，故需服药来预防再次中风的发生。那么怎样预防呢？患者需要控制高血压、高脂血症、糖尿病等危险因素，同时养成良好的生活习惯，积极戒烟戒酒、适当运动等。

254. 中风急性期如何护理

答：（1）饮食：急性期最初的 24 ～ 48 小时内宜禁食，这一时间内可通过静脉营养来满足机体需要。当病情已控制稳定后，可撤去静脉营养，给予清淡、易消化的流质。

（2）口腔护理：防止口腔黏膜过分干燥，可用清洁湿棉球沾湿口唇及颊黏膜。有呕吐的患者要及时清除口腔异物，然后用水清洗，使口腔清洁。

（3）体位：急性期患者在一般情况下应保持平卧或侧卧位，头部平放，将枕头撤下，以保证脑部血液供应。如果有颅内高压或脑水肿存在，则需将头部抬高 20° ～ 30°，以减轻颅内压力。

（4）活动：急性期患者应限制活动，卧床休息至少 3 天。除定期帮助患者翻身外，不能轻易移动患者，特别是出血性中风更应减少搬动，以防脑出血增加。

（5）保持呼吸道通畅：对于昏迷的中风急性期患者，务必注意使其呼吸道通畅，防止窒息。如果通气不良，有气管切开指征者应及时施行气管切开术，术后加强护理。

（6）密切观察生命体征：呼吸、脉搏、心跳及血压是反映生命体征的主要指标，要加强观察，每2～4小时测定1次，有条件者实施重症监护。同时要观察和记录患者尿量，作为治疗参考的重要依据。

255. 中风后遗症期如何护理

答：（1）基础护理：每日做好晨晚间护理，重点观察患者的血压、脉搏、呼吸及排便情况。一般来说，血压平稳预示病情稳定，血压过高要防止脑溢血的复发，血压偏低要防止脑梗死的再发。呼吸不畅、痰音重，要及时吸痰，防止患者窒息；不少患者排便困难，在用力排便时突然昏厥，再次出现中风，故要防止患者大便燥结，必要时可辅以开塞露或其他通便药物帮助患者排便；对行动困难、卧床不起的患者做好皮肤护理，要勤翻身，保持衣服、被褥的干净清洁，以防压疮发生。

（2）用药护理：中风后遗症患者要改善临床症状，早日康复，药物治疗很重要。由于中风后遗症的康复时间长，相应服药时间也久，用药护理就要求一定要看到患者定时服下需服药物。向患者讲清按时服药、贵在坚持的重要性和必要性，取得患者的主动配合。

（3）情志护理：中风后遗症患者因生活不能自理，其心理活动也有很大变化，表现为情绪易激动、害怕孤独、焦虑等，而这些不良的情绪往往又影响其康复的进程，导致病情反复，给患者增加心理压力，这就要求护士及家属共同配合，针对不同的情况，采用不同的方法做好患者的思想工作，给患者足够的关心，使者感到温暖，帮助患者消除恐惧，树立起战胜疾病的信心，培养患者积极乐观的生活态度。家人要从患者的细微情绪变换中发现其积极和消极因素，采用说服、解释、启发、鼓励、对比等方法，调动患者的积极因素，提高患者战胜伤残的信心。

（4）饮食护理：中风后遗症患者多伴有高黏血症，饮食宜高维生素、低脂肪，即以易消化、清淡的食物为主，禁油腻、煎炸食品，可常食醋蛋以软化血管。如大便困难，可食鲜芦荟加果汁，对有烟酒嗜好的患者要绝对禁止其饮酒吸烟。

256. 如何观察中风患者的病情变化

答：（1）神志：观察患者神志变化可了解患者病情是否有加重的可能。

（2）瞳孔：一些中风患者的瞳孔改变能够提示高颅压。

（3）生命体征：生命体征不稳定常提示病情较为严重。

（4）神经系统体征：患者是否出现新的神经系统体征常提示疾病的演变过程及严重程度。

（5）并发症：一些并发症虽不致命，但往往影响患者的预后，故需仔细观察。

257. 中风患者的家庭护理有哪些

答：（1）饮食清淡，多吃蔬菜、水果：中风患者多不能活动或活动不便，故消化功能很弱，在饮食上宜清淡，选择易消化的食物，如粥、面条等；还要多吃些蔬菜、水果，促进胃肠蠕动，加强营养，防止便秘。因偏瘫患者对大小便失去控制能力且行动不便，故还应注意饮食卫生，忌暴饮暴食，避免饮食不当造成腹泻。如腹泻应及时清洁肛部，涂擦油膏，以保护肛周皮肤。

（2）定时排便：每日定时（如晚8点）用开塞露或按摩等促进排便，养成规律大便的习惯。按摩腹部可促进降结肠上端内容物往下蠕动以协助排便，必要时帮助患者用手指挖出肛门内粪块。插尿管者应每3～4小时放小便1次，以免膀胱挛缩，尿管应每周更换1次，预防尿路感染。有尿失禁应随时更换尿布，保持被褥清洁干燥，每天清洁尿道口，预防感染。

（3）定时翻身、叩背：由于中风患者多卧位，体位不利于痰液顺利咳出，定时翻身、叩背能促进咳痰，避免形成坠积性肺炎。

（4）勤按摩、勤擦洗、勤换衣：患者因长期卧床，皮肤容易发生感染，为预防压疮形成，要勤按摩、勤擦洗、勤换衣，床铺要平整、清洁、柔软。通常每2～4小时翻身1次，用温水或50%的酒精做局部按摩，每天至少1次。失去知觉的肢体不宜滥用热敷。如已有皮肤湿疹或早期压疮，可用新鲜鸡蛋内膜结合诺氟沙星外敷，必要时及时就医。

（5）积极进行功能锻炼：中风患者要抓紧时间治疗，在治疗的同时应积极进行功能锻炼，给肢体以被动活动，或配合器械，或请一些康复中心的医生进行肢体锻炼，不仅可以预防肌肉萎缩，而且有助于肢体功能的恢复。

（6）加强心理疏导：这对于中风患者来说至关重要，很多中风患者不能马上接受事实，情绪低落或极度烦躁，护理人员及亲友应关心体贴、仔细照料，耐心向患者解释病情，经常与患者谈心，帮助患者正确对待自己的疾病，使患者逐步树立起战胜疾病的信心，促使病情好转。

258. 中风后抑郁患者护理需注意什么

答：（1）认知心理干预：中风患者因生活自理能力及工作能力的丧失而感到抑郁、绝望，表现出情绪低落，缺乏主动性，日常生活过分依赖他人，对治疗和训练持怀疑态度，对生活绝望。护理人员应密切观察患者的心理变化，准确评估患者的心理状态，认真倾听他们的心理感受，适时做好心理疏导，减轻患者心理压力，帮助他们走出抑郁。研究表明，对中风后抑郁患者进行早期积极的心理干预，可改善患者的抑郁状态，促进神经功能的康复，改善预后，提高生活质量。①建立良好的护患关系。在治疗和护理中应用首轮效应，取得患者的信任。护理人员要有高度的责任心和同情心、娴熟精湛的专业技术、丰富的理论知识，并且尊重患者的人格，用行动、亲情和友情感动他们，使他们感到关怀、友好、亲切和温馨，以获得患者的信任，然后再进行有效沟通，积极为患者提供治疗信息，帮助患者树立信心。②建立有效的护患沟通，注重沟通技巧。中风后抑郁患者思维迟钝，言语减少、缓慢，生活不能自理。因此，护理人员在与患者沟通时要鼓励患者抒发自己的感受、想法，耐心倾听患者的诉说，不可有烦躁、冷漠的表情和行为。在交谈中，应避免简单、粗暴、生硬的语言。同时也应重视非语言沟通，通过眼神、手势、拉手、抚摸等肢体语言传递对患者的关心、支持，这可以起到良好的安抚作用。③及时发现心理问题并采取针对性护理。心理康复是应用心理学知识和心理治疗方法帮助中风患者调整心理障碍的方法。护理人员应敏锐、细心地体察患者的心理反应，详细了解并掌握患者的心理状态，针对患者不同心理状况及时给予相应的心理护理和预见性防范措施，防止意外事件的发生。

（2）认知行为干预：认知疗法是根据人的认知过程，影响其情绪和行为的理论假设，通过认知和行为技术来改变患者的不良认知，达到矫正并适应不良行为的心理疗法。有研究报道，认知疗法可显著改善中风后抑郁患者的抑郁状态。护理人员用认知疗法指导心理护理，帮助患者找出僵化、偏颇、悲观的思维方式，改变患者错误的认知方式，重建患者的认知结构，正确发挥患者的心理防御机制，使患者情绪稳定并能够得到正确的表达，从而使抑郁得到改善。采用行为治疗的鼓励技巧，如自信训练疗法、精神奖励法，克服意志力减退、依赖、惰性等行为，逐步促进患者认知功能的恢复。

（3）调动家庭与社会支持：应激引起健康损害的一个重要因素就是缺乏社会支持，患者尤其中风后抑郁患者需要家属的陪护和亲友的探视，在情感上需得到医务人员的认可与关心。鼓励患者家属与亲友常来探视，传递信息，给患者以安慰、鼓励和支持，使患者充分享受家庭和社会的温暖，使其精神得到安慰，消除被遗弃感。鼓励患者与病友接触交流，帮助患者认识生存的价值，树立战胜疾病的信心。

（4）加强健康教育：通常信息缺乏时易陷入情感障碍，产生不良心理，护士应加强健康教育指导，预防危险因素，对患者进行心理疏导，指导患者饮食、用药，帮助患者进行康复训练，促使患者自觉地建立起有利于健康的行为模式，以消除其抑郁情绪，增强康复信心。

259. 中风后患者腰痛护理需注意什么

答：中风后腰痛多与长期卧床、腰部不适当的活动以及既往腰部疾病有关。由于长期卧床所导致的腰痛，予以适当腰部锻炼、腰部按摩；因腰部不适当活动所致，可以带腰围加以保护；如为既往腰部疾病所致，注意治疗原发病。

260. 中风后患者失语护理需注意什么

答：（1）运动性失语的护理：向患者提出简单的问题和要求，患者能够理解并执行，但不能够用语言表达，书写能力存在或丧失，此为运动性失语。对于这类患者，护理的重点是发音说话的训练。①反复张口伸缩卷舌头，5～6次/天，1次10分钟，以促进软腭、舌、面部肌肉收缩，防止萎缩、僵硬。②给患者示范口型。鼓励患者深吸一口气，张大嘴发"a"音，1天3次，1次10分钟。通过这种形式刺激语言中枢，引导其产生短暂而微弱的声音，典型示范发出较亮的声音。③进行唇部训练。嘱咐患者反复吸唇部后放松噘嘴，再示范发"ma"，1天3次，1次10分钟，以锻炼唇的灵活性，为发出爆破音奠定基础。④每次提出3～5个简单问题让患者回答"是"或"不是"，1天3次。

（2）感觉性失语的护理：患者对通俗的语言或问题不能理解及复述，但能够听到对方说话声音，表现为听见声音后，目光或注意力改变而注视对方，能够领会对方正在与自己交谈，但答非所问，丧失对文字的理解能力，此为感觉性失语。护理重点主要针对语言理解能力。①通过3～5句简单的陈述后，与实物结合，如利用各种动物图片向患者提问，使患者从中领会语意，帮助患者提高理解能力，1天3次。②强化语言模仿能力。教患者复述同一句话，如"我叫刘某，36岁"，连续8～10遍，学会后再进行下一句，逐步纠正语言错乱。③对阅读能力尚存、理解能力减退而发音正常的语言障碍患者，鼓励其每天下午大声朗读3分钟，然后将内容以问题的形式写出，让其口头回答。这种方式可将口语、听力、思维三者结合。④听力训练。陪护人员播放相声录音带（均用耳机），其抑扬顿挫的声音、幽默的语言很容易使患者集中注意力，刺激患者思维，使患者进入角色，从而增强患者对语言的理解能力，1天3次，每次30分钟。

（3）命名性失语的护理：患者面对熟悉的物品，能描述其用途，但叫不出名称，读写能力一般，此为命名性失语。护理重点是在训练中采用相应的提示物强化对名称的记忆，如教患者说"脸盆""牙刷"时，拿起相应的物品，促使其用途与名称相结合，上下午各训练1次，每次复述5～10遍。此外，抓住一切和患者接触的机会，借助身边熟悉的物品反复提问，还可以通过家人讲述患者以前感兴趣的事或让患者收听喜爱的歌曲，促进记忆的恢复。

（4）完全性失语的护理：向患者提问或叙述某一件与其相关的事情，患者毫无反应，表现为极不理解对方的语意，又不能发声，常伴随表情冷漠呆滞或情绪化，无原因伤心流泪，此为完全性失语。由于感觉性和运动性失语共存，护理时要同时采用以上两种失语护理的相应措施，使患者逐渐转化为感觉性或运动性失语，再针对性地进行训练。

（5）综合性护理措施：①体语的运用：体语主要是指人体的运动所表达的信息，包括人的躯体外观、姿势、步态、面部表情、目光接触、眼睛运动、手势等。脑血管病后失语多半有瘫痪，患者对需求的表达感到束手无策。因此，在进行语言康复训练过程中，护士应巧妙地附加肢体语言，促进沟通与交谈，减轻患者的心理负担。如患者拍床1次小便、两次大便、3次喝水等，护士、陪护人员应通晓，以便得到信号即可给予针对性的帮助，同时也便于资料的收集。此外，护士整洁的着装、和蔼的微笑、温和的语言、亲切的接触等自身体语也不可忽视，这是娴熟的技术、良好的职业形象的体现，也是患者产生依赖的基础。②维护患者自尊，建立良好的护患关系：患者往往对突然丧失表达、交流能力难以接受，出现多种应激心理，如烦躁、淡漠、失望，甚至拒绝交流。因此，在实施各种措施之前首先要了解患者的心态，利用各种机会接触患者，如晨间护理、静脉输液、宣教、巡视病房等，主动问候患者，逐渐切入主题，进行心理疏导，对训练过程中取得的微小进步及时给予表扬和鼓励，从而消除患者的心理障碍，帮助患者树立康复的信心。③强化读写训练：语言障碍常伴有不同程度的读写能力异常，每天上下午各利用10分钟对患者进行读写方面的训练，如教患者从阿拉伯数字开始，逐渐做简单的加减法，写自家人姓名，抄写报纸段落，编写自己个人简历等，以刺激患者记忆恢复，提高思维及语言表达能力。④对陪护人员实施健康教育：为了取得较好的康复效果，在训练过程中向陪护人员讲解语言障碍的原因、语言康复训练的方法及非语言沟通的技巧等，使陪护人员了解语言恢复是一个缓慢渐进的过程，需要有足够的信心、耐心，必须坚持每天反复练习，并与康复相结合，才能练有所效，学有所获，从而使陪护人员主动协助医护人员对患者实施康复训练，提高患者的康复质量和生活质量。

261. 中风后患者口角流涎护理需要注意什么

答：协助患者做好口腔护理；睡觉时头尽量偏向一侧，避免口涎流入气管，引起呛咳；口角闭合训练。

262. 中风后焦虑患者护理需注意什么

答：（1）建立良好的护患关系：护士必须尊重患者、同情患者，用自己端庄的仪表、优雅的举止、亲切的微笑、和蔼的态度、温暖的语言、专注的表情来传递这份爱心，取得患者的信赖，以减轻患者的心理压力，使其以最佳的状态投入到治疗中去。

（2）加强心理健康教育：多关心、接触患者，尽量满足他们的合理要求，深入了解患者的心理活动，用简明易懂的语言向其介绍疾病的过程及转归，讲解一些治疗用药的知识等。

（3）减轻焦虑症状：过度、持久的焦虑情绪易造成患者的心理障碍，护士应耐心倾听患者的诉说与各种疑问，并适时点头、微笑、轻声应答来表达对患者的尊重、安慰、同情和鼓励。让患者把引起焦虑的原因表达出来，消除患者紧张情绪，促进身心疾病的康复。

（4）争取亲友的配合：做好家属工作，使他们关心、体贴患者，营造亲情氛围，消除患者孤独及不安的感觉，激发患者的斗志与动力，协助医护人员解除后顾之忧。

（5）进行个体化心理护理：根据患者文化程度、家庭背景等情况，进行必要的个体化心理护理。

263. 中风后精神行为异常护理需注意什么

答：患者出现幻觉或妄想是由于疾病造成的，照料者应密切观察并及时告诉医生，避免与患者争论他所看到的或者听到的并不存在的事物，应温和地回答患者的问话并安抚他。当患者出现妄想时，应分散他的注意力，转移话题或做其他事情。

患者情绪不稳，易吵闹、激怒、哭泣，此为情感失禁。尤其是电视上出现暴力画面时，患者更容易出现这种情况，这是因为患者分辨不出电视节目和现实生活的区别，这时应更换频道或关掉电视机。

患者出现缺少羞耻感、表现奇异的行为，如抚摸照料者的乳房、拍臀部、脱衣服、裸露生殖器等，护理者要认清这是患病所造成的行为，应分散患者的注意力，使患者转向去做别的活动。

患者睡眠倒置，即夜间不睡，白天睡。出现这些情况时，白天要带患者出去活动，晚上要让患者养成定时睡眠的习惯。

患者不认识人、无法与人来往、生活完全不能自理等，在这种情况下，护理者要细心观察，认真照顾，预防事故的发生，使患者有安全感。

264. 中风后急性期护理需注意什么

答：密切观察患者神志、瞳孔、心率、血压、呼吸、汗出等生命体征的变化，及时报告医生，配合抢救。保持病室空气流通，温湿度适宜，保持安静，避免人多惊扰。取适宜体位，避免引起颅内压增高的因素，如头颈部过度扭曲、用力，保持呼吸道通畅。定时变换体位，用温水擦身，保持局部气血运行，预防压疮发生。眼睑不能闭合者，覆盖生理盐水纱布或涂金霉素眼膏。遵医嘱取藿香、佩兰、金银花、荷叶等煎煮后做口腔护理。遵医嘱鼻饲流质饮食，如肠外营养液、匀浆膳、混合奶、米汤等。遵医嘱留置导尿管，做好尿管护理。遵医嘱给予醒脑开窍的药枕，置于患者枕部，借中药之辛散香窜挥发性刺激头部腧穴，如风池、风府、哑门、大椎等。

265. 中风后偏盲护理需注意什么

答：向患者和家属做好安全防护的宣教解释工作，为患者创造舒适、安全的住院环境，如保持足够的照明，通道通畅无障碍物，尽可能地保持周围物品定点放置，家具和日常生活用品用后归于原处，不需要的物品从病房移走。做好生活护理的每一个环节，必要时加放床栏防止坠床。

266. 中风后针刺护理需注意什么

答：向患者解释针刺的目的和针刺时的感受，避免引起患者不适。患者中风后大多肢体活动不利，针刺时要维持较安全的体位，防止跌伤或针刺伤。一些肢体疼痛的患者在接受针刺时可能会加重疼痛，应做好解释工作。避免患者着凉，诱发其他疾病。

267. 中风后偏身疼痛护理需注意什么

答：对患者进行宣教，使患者认识到中风后偏身疼痛的难治性，治疗目的是减轻疼痛症状而非完全缓解。告知患者应用抗抑郁或抗惊厥药物是为了改善疼痛，并非是因为精神问题或癫痫。评定患者的情绪、睡眠状况，做好安抚工作，创造良好的睡眠环境。

268. 中风后偏身麻木需注意什么

答：做好健康教育，向家属及患者解释，避免引起患者心里不安。中风后，有些患者感觉缺失，要在开水房或淋浴间标示"冷水"和"热水"，防止患者烫伤。加强康复治疗，进行感觉训练。

269. 中风后痴呆护理需注意什么

答：（1）防止走失：痴呆患者尤其是中重度痴呆患者，记忆功能受损，定向力出现障碍，应避免其单独外出。同时建议家属在患者衣兜内放置卡片，写明患者姓名、疾病、家庭住址、联系电话等，一旦患者迷路，容易被人发现送回。

（2）防止跌伤：中风患者多站立、行走困难，易发生跌倒、摔伤等状况，加之老年人骨质疏松，极容易骨折。因此，要保护好患者，上下楼梯、外出散步时一定要有人陪伴和扶持，以防跌倒。

（3）防止影响医疗和护理操作：由于患者可能出现认知功能障碍，会对一些操作带来影响，必要时可进行约束。

270. 中风后饮水呛咳需注意什么

答：加强患者对疾病的认识，缓解患者心理上的压力。指导患者正确饮食，需在安静环境下，选择患者意识清醒时，进食黏稠糊状食物，食物的温度和大小适宜，每次要将食物完全咽下，若患者不能进食，则需通过肠道喂养确保患者有充足的营养摄入。

271. 中风患者尿失禁如何处理

答：首先对患者进行心理护理，解除患者的心理压力和不安情绪。指导患者进行排尿训练，每天数次会阴肌运动（收缩与放松会阴肌肉群）。适当饮水，鼓励患者每 1～2 小时排尿 1 次。女性患者可用便盆接尿，男性患者可用尿壶、阴茎套、导管。长期尿失禁的患者可留置导尿管。

272. 中风患者尿潴留如何处理

答：尿潴留是指膀胱内储存大量尿液，但不能自主排出。患者下腹胀痛，排尿困难，体检可见耻骨上膨隆，扪及囊样包块，叩诊呈实音。

中风后尿潴留主要与神经损伤有关，也与焦虑、窘迫等有关。应对措施：缓解患者紧张情绪，向其解释原因，以减轻焦虑；提供合适的隐蔽环境；事先进行训练，手法排尿、挤压、利用暗示，并按摩；导尿。

273. 中风患者长期留置导尿管如何护理

答：向患者及家属说明留置导尿管的护理方法，使其主动参与护理。保持引流通畅，避免导尿管受压、扭曲、堵塞。防止导尿管脱落。防止尿液反流，集尿袋不得超过膀胱高度。保持尿道口清洁，消毒外阴，每日 1～2 次，集尿袋每日 1 换，导尿管每周 1 换。一旦发现尿液混浊、沉淀、有结晶时，应做膀胱冲洗，每周做 1 次尿常规检查。

274. 中风患者长期留置导尿管怎样训练膀胱的反射功能

答：（1）采用间歇性夹管方式：每4小时开放1次，使膀胱定时充盈和排空，促进膀胱功能的恢复。

（2）每日锻炼盆底肌肉：指导患者取立位、坐位，试做排尿动作，先慢慢收紧盆底肌肉，再缓缓放松，每次10秒左右，连续10遍，每天锻炼5～10次，以不觉疲乏为宜。

（3）人为控制排尿：在放尿时提醒患者有意识参与排尿，使其产生排尿感和排空感。在夹闭导尿管两小时后，嘱患者用力做排尿动作，反复锻炼。如有尿液沿导尿管外壁流出，则提示膀胱功能恢复良好，能拔除导尿管；如患者仍不能排尿，并有憋尿感，放开导尿管并按摩，协助排空膀胱。在下次夹闭导尿管两小时后继续进行上述锻炼，直至夹闭导尿管用力排尿时尿液沿导尿管外壁流出，即可拔除导尿管。

275. 中风患者便秘的原因有哪些

答：（1）心理因素：中风大多发病突然，致使患者紧张、焦虑、恐慌、抑郁，部分患者会出现幻觉、妄想，通过抑制外周自主神经对大肠的支配引起便秘。

（2）摄入不足：中风患者受疾病的影响，不能正常进食或拒食，食物摄入量不足，致使进入胃肠的食物残渣减少，经胃肠吸收后剩余的食物残渣对结肠壁产生的压力过小，不能引起排便反射。此外，水摄入不足也可导致结肠传输缓慢和粪便干硬，引起便秘。

（3）长期卧床：中风患者常由于昏迷、脑出血及偏瘫肢体功能障碍等原因而长期卧床，不能自主活动。患者活动量减少，胃肠蠕动减慢，功能减退，从而引起便秘。

（4）排便环境、排便姿势的改变：因不便如厕或疾病治疗的要求，中风患者常需要在床上排便，由于排便环境不适宜、排便姿势不习惯，患者往往会出现焦虑、恐慌等情绪。有报道指出，焦虑可增加盆底肌群的紧张度，从而引起排便时肛门直肠矛盾运动，导致便秘。另外，患者会有尽量减少陪护人员负担的心理，常常忍住便意，从而养成了便秘的习惯。

（5）药物影响：临床上使用的某些药物可引起胃肠不良反应，导致患者胃肠功能紊乱，引起便秘。

（6）知识缺乏：患者因为怕排便会引起再次出血，加重病情，就减少进食，长期依赖泻药。长期使用泻药使肠道的自主运动减弱，降低了直肠压力感受器的敏感性，可致正常排便反射减弱甚至消失，从而进一步加重便秘。

276. 中风患者便秘如何护理

答：（1）心理护理：护理人员应热情对待患者，使患者尽快熟悉环境，进行各项操作应耐心、细致，同时介绍成功病例，鼓励患者树立战胜疾病的信心。与患者建立良好的沟通关系，分析并向患者解释发生便秘的原因，告知其床上排便的必要性，对患者进行心理疏导，尽可能满足患者的合理要求，解除患者顾虑、害羞的心理。

（2）饮食护理：增加高纤维素食物的摄入。鼓励患者多饮水，保证每日液体摄入量 2～3L。对于吞咽困难、有意识障碍的患者，应根据病情尽早安置胃管，给予鼻饲。

（3）排便时间和排便环境的护理：对于中风需长期卧床的患者，应鼓励其养成卧床排便、按时排便的习惯。尽可能在每日早餐后排便，因早餐后易引起胃－结肠反射；在床上排便时若病情许可可摇高床头 20°～30°，让患者舒适并告之不要屏气用力；为患者提供隐蔽的排便环境。

277. 中风患者大便失禁如何护理

答：关心安慰患者，消除患者精神压力。观察患者排便情况，掌握患者排便时间，以便在患者不自主排便前给予患者便盆。及时清除粪便，保持病床清洁干燥，注意臀部清洗，保持皮肤清洁干燥。居室要保持良好通风，保持空气新鲜。对患者进行控制排便训练，每隔 2～3 小时让患者用 1 次便盆，训练患者自主排便的习惯，逐步恢复肛门括约肌的控制力。

278. 中风患者如何口腔护理

答：每天至少彻底清洁口腔 1 次。对于中风患者，家人至少应帮助其每天彻底刷牙或用牙线清洁牙齿 1 次，去除牙菌斑。口腔内，包括上下唇内侧、上腭、双颊、舌、口底等部位，可用软毛巾或棉纱清除上面的软垢、食物碎屑，清洁液可加用小苏打液以预防念珠菌感染。

使用电动牙刷或改良普通牙刷。牙刷可选用电动牙刷，以提高机械清洁功能，再借助水冲辅助装置用水流把停滞于口腔内的大块食物碎屑带走。也可用普通牙刷，但需要将之改良，如选用刷头小的牙刷或儿童软毛牙刷，将刷毛剪成所需要的形状或减少刷毛排数，以便刷到牙齿各个面。

患者平卧清洁口腔。在给中风患者清洁口腔时，一般让患者平卧，头偏向一侧，一侧完成后再进行另一侧，以避免吸入液体引起呛咳。如患者张口困难或昏迷不醒，则需加用开口辅助器械，由口腔护理人员进行。

进食高营养、高纤维食物。患者往往胃口差，不愿进食，大便干结，需要医生对胃肠道进行调理。同时进食富含各种高营养素的食物和富含膳食纤维的流质食物，这对改善胃肠功能、调节肠道细菌微生态的平衡十分重要。

279. 中风患者出现口腔溃疡如何护理

答：中风患者出现口腔溃疡，应停止使用牙刷，改用消毒棉球。生活能自理的患者，早晚刷牙，饭后用漱口液漱口，漱口液每次含漱至少 90 秒。对于生活不能自理、意识不清的患者，每日帮助其进行 4 次口腔护理，除常规的口腔护理方法外，可用开口器撑开口腔，由内向外、由上向下擦洗，动作轻柔，以免损伤口腔黏膜。

合理调配饮食，饮食宜清淡、易消化，并富含高热量、高蛋白，多吃新鲜蔬菜及水果，多饮水。如患者饮食不便，可用鼻饲法；如因口腔溃疡疼痛而不能进食者，用2%利多卡因含漱或1%丁卡因小量局部喷雾，以缓解口腔溃疡疼痛引起的进食困难；禁食禁水者可经常湿润口腔，避免口腔干燥。

280. 为什么中风患者易发生压疮

答：压疮发生主要与剪应力、局部血液循环差、全身营养差、糖尿病周围神经病变、二便有毒物质损害皮肤、潮湿、肢体痉挛、皮肤擦伤等有关。老年中风患者新陈代谢差，同时由于血流动力学的改变，皮肤营养状况不如年轻人，皮肤缺乏弹性，易受压迫，导致压疮。有贫血、水肿、消瘦等情况则更易患压疮。

281. 中风患者如何调理饮食

答：病情稳定，存在不同程度的意识障碍，常伴有吞咽障碍者，应以进食流质为主；恢复期无吞咽障碍的患者，以进食清淡、容易消化的平衡饮食为主；饮水呛咳，但神志清醒的患者，以进食糊状食物为主。

282. 中风患者要插胃管吗

答：患者因假性延髓性麻痹引起吞咽障碍、饮水呛咳，严重时可造成吸入性肺炎，而又需要保持足够的营养摄入，经过评估后需要插胃管。具体留置胃管时间视病情而定，一般要等到吞咽功能恢复到一定程度才考虑拔出胃管。

283. 中风患者插胃管后进食应注意什么

答：鼻饲前：脑血管意外患者由于咳嗽、吞咽反射低下及贲门括约肌处于开放状态，胃液易返流而造成误吸，甚至合并肺炎。鼻饲前应将床头抬高 30°～35°，可避免进食过程中及进食后的呛咳、返流、呕吐等情况，减少肺炎的发生。

鼻饲中：鼻饲过程中注意反折胃管，以防空气进入腹腔造成腹胀。回抽胃液若观察到有消化道出血或胃潴留（如血性、咖啡色胃液或空腹胃液大于 1000mL），应停止鼻饲，待症状好转后再行鼻饲。如无异常可缓慢注入少量温开水，然后再灌注鼻饲药物或流食。药片应研碎，溶解后灌入。鼻饲速度应缓慢，并随时观察患者的反应。

鼻饲后：用20mL温水冲洗胃管，防止食物残留在胃管内，将胃管末端盖帽固定，并用纱布包好，皮筋系紧，用安全别针固定于枕旁。保持半卧位30～60分钟后再恢复平卧位，不能翻身拍背，防止食物逆流造成误吸等。

鼻饲餐的量应视残余胃液量来定，残余量多则消化慢，应少量多餐，残余量少则鼻饲量不超过500mL，多喂会造成胃的消化负担。喂餐的间断时间不少于4小时，至少每3小时喂水200mL。

284. 给中风患者插拔胃管要注意什么

答：医生应首先对插管患者的吞咽功能进行评估，吞咽功能正常的患者配合吞咽动作插入胃管；吞咽功能受损的患者在插胃管时采用少量水诱发吞咽反射，同时插入胃管；吞咽功能完全丧失的患者以及昏迷的患者则需要在呼吸间隙插入胃管。胃管通过咽部刺激喉上神经易引起恶心、呕吐，使得患者颅内压升高，易引发脑疝致死亡，故插胃管前医生还要了解患者颅内压情况，插管时间应选择在采用降颅压措施后，在生命垂危、生命体征极不稳定时应避免插入胃管。

插胃管前，护理人员先对患者进行鼻腔清洁，观察有无息肉、肿瘤，鼻黏膜有无充血、水肿、狭窄等，询问有无出血性疾病，若发现异常立刻通知医生，采取相应措施。拔出胃管之前要让患者进行吞咽功能训练，确保患者的吞咽功能有一定的恢复，在通过吞咽功能测试以后才能拔出胃管。

285. 中风后失眠如何护理

答：强化心理疏导。护理人员及时了解患者的心理反应，给予安慰和关注，并向患者讲解有关中风的知识，让患者对自己的病情有所了解，能够正确对待疾病，帮助患者树立战胜疾病的信心。合理安排患者生活，鼓励亲朋好友常来探视，使患者感到亲情的温暖，以利增加正面情感，消除不良情绪。

创造良好的睡眠环境。患者入院后，医生或护理人员向其详细介绍病房环境和工作人员，消除患者陌生感。保持病房通风良好，温湿度适宜，保持床铺干净整洁，睡眠时关闭门窗，调整打鼾患者的床位，夜间撤掉不必要的监护，将报警器的声音调到最小，消除医疗场所的人为噪音。

松弛自主神经。护理人员协助患者晚间热水泡脚，睡前及时排尽小便，指导患者掌握促进睡眠的方法，使患者精神放松、心情舒畅，有助于入睡。

做到"四轻"。护理人员应说话轻、走路轻、操作轻、关门轻，避免在有效的睡眠时间内实施影响患者睡眠的护理操作，减少患者被动觉醒次数，为带有引流管的患者翻身时，一定要确保患者舒适，避免引流管受压。

286. 中风后吸氧应注意什么

答：严格遵守操作规程，注意用氧安全，切实做好"四防"：防火、防震、防油、防热。患者吸氧过程中，应当先将患者鼻导管取下，调节好氧流量后，再进行连接。停止吸氧时，先取下鼻导管，再关流量表。吸氧时注意观察患者脉搏、血压、精神状态、皮肤颜色等，及时调整用氧浓度。

每日更换吸氧者导管两次以上，双侧鼻孔交替插管，并及时清理鼻腔分泌物，防止鼻导管堵塞。吸氧水每天更换 1 次，吸氧管、湿化瓶及湿化芯每周更换两次。氧气筒内氧气不可用尽，压力表上指针降至 5kg/cm^2 时，即不可再用。避免高流量吸氧，如吸氧流量过大，可引起脑部血管痉挛，诱发抽搐发作。

287. 中风后肢体偏瘫患者被动运动应注意什么

答：对瘫痪肌给予按摩、揉捏，对拮抗肌要安抚性按摩，为避免疼痛的产生，按摩应轻柔缓慢进行。按摩后进行各关节的被动活动，活动顺序由大关节到小关节，循序渐进，幅度从小到大，以牵伸挛缩的肌肉和周围组织，活动关节时切忌粗暴，避免二度损伤。

288. 中风患者要全程进行康复训练吗

答：中风后 1 个月内为急性期，是康复的黄金期；1～6 个月内为恢复期，是康复的白金期；6 个月至两年内为后遗症期，是康复的白银期。理论上，中风患者在两年内进行康复都有效果，但是 6 个月内进行规范康复的患者，60% 以上能够完全恢复生活自理，约 20% 需借助一点帮助才能够完全生活自理，仅 5% 需要完全接受帮助。因此，中风偏瘫患者应接受早期康复、全程康复。全程康复是指黄金、白金、白银期都进行康复，其中黄金期的康复效果最佳。系统规范的康复疗程必须做到 3 个"6"，即每天至少做 6 小时，每星期至少做 6 天，连续做 6 个月以上。

289. 中风后癫痫发作应注意什么

答：医生应将患者安置在单人间或重症监护室，保持环境安静和温湿度适宜，避免强光及高分贝噪声刺激，持续心电、血压、呼吸、血氧饱和度监测，专人护理。床旁加护栏，使用约束带予以适当保护，床边备好吸引器，详细记录患者癫痫发作时的情况。认真观察患者的意识、瞳孔、生命体征、氧饱和度等，注意有无脑疝发生。

发作时立即使患者处于平卧位，尽量将患者的头偏向一侧，迅速解开其衣领、腰带等，取下活动假牙，将裹有纱布的压舌板放在患者上下臼齿间。大发作时，医生一手托住患者枕部，以防止颈部过伸，一手按住下颌以对抗下颌过度紧张，肢体抽搐时要保护大关节，对抽搐的肢体不能用暴力按压，以免发生骨折、脱臼等。大发作时还需及时吸出患者口腔内的分泌物，及时给予低流量吸氧，以缓解抽搐时心脑血管供氧不足的情况。

若常规处理无法改善患者呼吸情况，应立即气管插管或者呼吸机辅助呼吸，必要时行气管切开，但同时应避免高流量吸氧，如吸氧流量过大，可引起脑部血管痉挛，再次诱发抽搐发作。

290. 中风后昏迷应注意什么

答：中风后患者出现昏迷的情况，应使其平卧，头偏向一侧，以保持呼吸道通畅。若患者有活动性假牙，应立即取出，以防误入气管。注意给患者保暖，防止受凉。密切观察病情变化，经常呼唤患者，以了解意识情况。对躁动不安的患者，要加强保护，防止意外损伤。建立静脉通道，监测生命体征，密切观察瞳孔变化，做好抢救准备。

患者昏迷后，应加强临床护理。对眼睑不能自行闭合者，涂眼药膏或覆盖油性纱布；口腔每日护理两次；勤翻身拍背，床单保持干燥整洁；维持排泄功能，必要时予以人工通便、无菌导尿术等。

291. 中风后高热应注意什么

答：中风后患者出现高热的情况，应采取降温措施。降温过程中严密观察患者体温、血压、脉搏的变化；每项降温措施后 30 分钟均应测体温 1 次，以掌握降温的速度，观察降温效果。采用冰袋冰敷时，应用小毛巾包裹冰袋，并经常更换冰敷部位以免局部冻伤，注意不要在刚刚冰敷过的部位测体温。对于运用冬眠疗法的患者，在给药前应测量 1 次血压，给药 30 分钟内禁止搬动，并再测量血压 1 次。注意观察患者有无寒战发生，一旦发生，应停止物理降温，并给予异丙嗪 25mg 或地塞米松 5mg 肌肉注射，以缓解症状，同时调整降温措施，谨慎进行。

对于高热痉挛患者，首先予以镇静剂苯巴比妥、地西泮或冬眠 1 号肌肉注射，尽快将体温降下来，并采用擦浴，降温速度快，效果较好。痉挛发作时应将患者头部偏向一侧，及时清除口腔分泌物，保持呼吸道通畅。当痉挛控制后，可根据患者病情重新制订降温方案。

292. 中风后痰多应注意什么

答：中风后痰多一般是由肺部感染、活动减少、免疫力低下等引起的。护理上应注意：①使患者仰卧，可不放枕头或者将头肩部稍垫高，使下颌部略微仰起，并解开患者领口、领带、裤带、胸罩等，若有假牙也应取出，然后使患者头偏向一侧，防止痰液或呕吐物回流误吸入气管，造成窒息。②定时翻身、拍背，促进痰液排出，病情稳定者可坚持功能锻炼，适当进行一些活动。③经常给患者吸痰，以免发生误吸。④清淡饮食，低盐低脂，多吃蛋白含量高的食物，多吃蔬菜、水果；忌肥甘厚腻、辛辣刺激之品，禁烟酒。

293. 如何防治中风患者睡眠颠倒

答：（1）睡眠用具的准备：睡床南北顺向，入睡时头北脚南，使机体不受地磁的干扰。床垫要牢固、结实，不睡弹簧床垫，不使用电热毯（使用电热毯，损耗人体水分）。为防治压疮，可使用气垫床、压点移动式床垫，仰卧位时枕高以一拳为宜，侧卧位时为一拳半。

（2）健康教育：为患者讲解睡眠卫生知识、用药原则等，帮助患者找出影响睡眠的因素，并努力帮助其消除。

（3）强化心理护理：由于多数中风患者容易产生抑郁焦虑心情，故护理人员要全面了解患者心理反应，多给予关爱，使患者感到温暖，消除不良情绪，积极配合治疗。

（4）促进夜间睡眠：提供舒适安静的环境，居室布置避光。夜间可采取一些促进睡眠的措施，如睡前热水或中药泡脚，进食温牛奶，避免食用刺激性食物、饮料等。睡前1小时进行适量的肢体主动或被动锻炼，解除卧床或偏瘫身体的压迫。入睡时，护理人员协助患者保持良好的肢体位置，必要时使用辅助药物。

（5）合理安排作息时间：患者即使整日卧床，生活也要有规律，白天不要睡太多，可以读读报、听听音乐，以分散精力。

294. 如何预防中风患者跌倒

答：护理人员应增强安全意识，完善防护措施，如床上设置防护栏、床高要适当等；对患者进行危险评估，对于评估总分为10分及以上的患者，应采取相应的防范措施。

护理人员对患者进行宣教，向其讲解跌倒预防措施，嘱咐患者尽量在人员陪同下下床、上洗手间、外出，若站立不稳或体力不支时尽量坐轮椅外出，尽量减少外出次数，外出时尽量避免前往人群拥挤处。夜间上洗手间时需由专人陪护，打开灯以避免在黑暗中跌倒，同时注意各种防滑标志。指导患者和家属把常用物品放置于患者易于拿取的地方，向患者强调如需帮助一定要呼叫。

295. 如何护理中风患者的皮肤

答：中风患者皮肤护理的重点是预防压疮。

勤按摩、勤擦洗、勤换衣，床铺要干净整洁、干燥柔软。通常每 2 ～ 4 小时翻身 1 次，翻身时不可拖拉，以免擦伤皮肤，对于易发生压疮的部位更应注意保护，避免长时间受压。用温水或 50% 的酒精做局部按摩，每天至少 1 次。适当给予肢体按摩，根据气候变化及患者体质，适当涂润肤品，以防皮肤皲裂。对于失去知觉的肢体，不宜滥用热敷。如已有皮肤湿疹或早期压疮，注意做好卫生清理，及时使用药物进行治疗。多饮水，多吃蔬菜、水果。

296. 如何预防中风患者关节挛缩

答：患者积极进行功能锻炼，结合被动运动，或者配合器械，请康复师进行指导；纠正姿势，使肢体处于功能位，防止足下垂；每日做四肢关节被动运动及肌按摩 2～3 次，同一动作每次做 6～10 遍，开始时动作要轻，幅度不宜过大，以患肢不痛为原则。

现将四肢关节被动运动的方法介绍如下。

上肢被动运动：①肩部运动：一手托住患者上肢肘部，一手将患者上臂外展，复原再做上举动作。动作要轻，幅度要小，肩关节以不超过 90° 为宜。②前臂运动：一手托住患者手腕，掌心向下，另一手托住肘关节，抬起前臂慢慢向上臂靠拢，做屈曲伸展动作，然后伸直前臂再做前臂内旋动作。③手部运动：一手握住患者手指，另一手握住手腕，帮助患者手腕做屈伸运动，再帮助其做手指的屈伸运动或对指动作。④上肢按摩：上肢平伸，由上往下进行按摩，可采用揉、拿、捏、推的手法，先自肩部周围开始，然后上臂、前臂、手部。

下肢被动运动：①勾腿运动：抬起患者一条腿，使膝关节保持伸直位，一只手托住小腿下部，另一只手握住脚底前方，向前推脚前掌部，足尖勾起，再向后使脚面绷直。②伸腿运动：一手托住脚跟，一手握住膝部使大腿抬起，此时小腿下垂，握脚跟的手顺势将腿抬起，使腿伸直。③压腿运动：一手扶膝，一手扶小腿中下部，保持屈膝收腿姿势，然后将小腿压向大腿，大腿压向胸部。④髋关节运动：两个手同时扶住膝盖，由右向左，再由左向右做膝关节旋转运动。⑤膝关节运动：一手握住腘窝（此手作为固定作用），另一手握住脚心，由外向内，再由内向外做绕膝运动。⑥踝关节运动：保持以上的姿势，手握住脚底前部（靠近脚尖部），由外向内，再由内向外做旋转运动。⑦下肢按摩：将腿平伸，由上往下按摩，大腿部可采用揉、拿、捏、推的手法，小腿胫骨两侧可采用推、揉、捏的手法。

297. 中风患者躁动不安应注意什么

答：躁动时保护好患者头部，颅内压升高应抬高床头，及时脱水降颅压、止血、吸氧。保持呼吸道通畅，及时吸出口鼻咽分泌物、血块及呕吐物等，必要时配合医生行气管切开并监测血氧饱和度变化。合理使用约束带，约束带宽紧要适宜，内垫毛巾并检查血液循环情况，不可捆绑，以免患者过度挣扎而使颅内压增高；手脚及胸部适当约束，防止自伤或伤及他人。妥善固定好各种管道以防患者伸手可及。必要时合理使用镇静剂、镇痛剂。

298. 中风患者头痛应注意什么

答：房间应安静、整洁、空气新鲜、避免对流风，有充足柔和的光线。保持心情舒畅，避免情绪激动，家属应多关心照顾。合理安排工作与活动，保证充足的休息时间。

饮食以清淡、疏散、化湿、易消化为原则，适量补充 B 族维生素和钙，足够的钙可以止痛。饮食不可过饱，忌食肥腻、酸性食品。

注意监测血压情况，若既往有高血压病史，予以降压，控制好血压。注意有无颅内压增高，若升高，采取降颅压治疗；若无，必要时可予以口服止痛药，以缓解症状。

299. 如何预防中风患者体位性低血压

答：控制血糖达标，避免低血糖的发生。定期筛查并治疗糖尿病慢性并发症，监测血压变化。

合理饮食，避免饮食过饱或饥饿，进餐后不宜立即起立和从事体力活动。不饮烈酒，可适当饮用少量葡萄酒。多饮水可增加血容量而提高血压。

平时应根据患者自身的耐力制订锻炼计划，坚持运动，增强体质。活动后出汗较多时，注意盐和水的补充。

保证充足的睡眠时间，避免劳累和长时间站立。在起立或起床时动作应缓慢，做些轻微的四肢准备活动，有助于促进静脉血向心脏回流。站立时做交叉双腿的动作也有助于增高血压。

300. 如何控制同型半胱氨酸

答：同型半胱氨酸（Homocysteine，Hcy），又称高半胱氨酸，与中风有着密切关系。Hcy 发病机制主要是损伤血管内皮细胞，破坏机体凝血和纤溶之间的平衡，使机体处于血栓前状态，再通过抑制凝血机制，增加中风发病率。控制好同型半胱氨酸的具体措施如下。

饮食上要注意清淡，低盐、低脂饮食，可适当食用菠菜、青菜等绿叶蔬菜，苹果、菠萝等水果，黄豆、黑豆、青豆等豆类食品，部分坚果等，有助于预防中风的发生。

患者可服用维生素 B_6、维生素 B_{12} 和叶酸，以降低血液中同型半胱氨酸的含量。高同型半胱氨酸血症患者还应每半年检测 1 次血液中的同型半胱氨酸水平，以方便医生了解治疗效果和调整治疗方案。

301. 如何帮助中风患者戒烟

答：让患者意识到烟对人体的危害以及戒烟对人体的益处，丢掉所有的香烟、打火机、烟灰缸等，避免去往常习惯吸烟的场所或活动。餐后可喝水、吃水果或散步，摆脱饭后一支烟的想法。不可以喝刺激性的饮料，改喝牛奶、新鲜果汁和谷类饮料。想抽烟时先立即做深呼吸，再用别的东西代替，如无糖分的口香糖、瓜子、茶水等。尽可能让自己忙碌一些，闲时可陪家人逛逛公园、做做有氧运动、做家务等。

302. 如何帮助中风患者戒酒

答：（1）认知疗法：通过影视、广播、图片、实物等多种方式，让嗜酒者端正对酒的态度，正确认识嗜酒的危害，从思想上进行纠正。

（2）减量法：有计划地戒酒，切忌1次戒掉，以免出现戒断综合征的情况。

（3）借助药物：因饮酒是一种成瘾行为，需要付出很大努力才能把这种不良行为纠正过来。有时候借助药物的帮助也是必要的，这样能提高戒酒成功率。

（4）反恶疗法：这是一种行为矫正方法，目的是让患者在饮酒时得不到欣快感，反而产生痛苦的感觉，形成负性条件反射，常用药物配合。

（5）辅助疗法：常采用系统脱敏法，这需要心理医生的指导和帮助。

（6）亲友帮助：亲友对患者进行制约，让其树立信心和决心；参加戒酒协会，进行自我教育和互相约束，共同达到戒酒的目的。

303. 如何指导患者饮食预防脑动脉硬化

答：多食富含维生素和纤维素的食物，多吃富含钾、碘、铬的食物，主食不要吃得太精。少吃高胆固醇的食物，少吃含糖量较高的食物，少吃动物油。少食多餐，禁烟酒，常饮茶。

适当控制总热量，尽量使体重保持在正常范围内。超重和肥胖者应控制好每天的进食量，但控制饮食应逐渐进行，可结合运动疗法，每月体重减轻 0.5 ～ 1kg 即可。

304. 如何帮助中风瘫痪患者翻身

答：翻向健侧时，患者用健手将患肢放在胸前，健侧的脚插到患侧腿下面，把患侧腿放在健侧小腿上。在转颈及肩的同时，用健侧脚向患侧用力蹬床，身体跟着转过来。翻向患侧时，先将患侧臂移向身体外侧，拇指指向床头，并使健侧腿膝部立起。抬头，颈前屈，转上半身，同时将健侧脚稍向外挪，然后向外侧蹬床，身子随着转过来。如果患者做以上两种主动翻身活动有困难，可选做主动辅助运动，即在床的两边各固定一条带子，用手拉着协助进行翻身训练，后逐渐放开，以适应主动翻身。

护理人员或家属帮助偏瘫患者翻身时要掌握技巧，先被动翻身，再过渡到主动翻身，要注意温柔，不要推、拖等，以免损伤局部的皮肤而引发感染。

305. 如何合理饮食预防中风

答：多吃富含维生素的蔬菜、水果，少吃动物脂肪及胆固醇含量高的食物，进食时注意粗粮和营养素的搭配，节制饭量，切忌暴饮暴食，补充钾和钙，戒烟戒酒。中老年人还应注意限制食盐的摄入量，因为盐中的钠能增加心脏负担，使血压升高，促进动脉硬化，增加中风发生的危险因素，但必须达到人体每日盐的需要量。晨起后空腹饮一杯白开水，以降低血液的黏稠度，使血管扩张，有利于改善机体的新陈代谢，减少血栓形成，预防中风。

306. 如何控制血压预防中风

答：低盐低脂饮食，饮食有节制，忌暴饮暴食。保持大便通畅。适量运动，如打太极拳、散步。保持心情舒畅、平稳，少做或不做易引起情绪激动的事，如打牌、玩游戏、看体育比赛等。注意气候变化。戒烟戒酒。对于高血压患者，务必坚持服用降压药，规律服药，有条件者每天至少测 1 次血压，血压应维持在 140/90mmHg 以下，血压每降低 6mmHg，中风发生率就减少 34%。

307. 如何控制血糖预防中风

答：每 3 个月进行 1 次空腹血糖及糖化血红蛋白检测，它能有效反应一段时间内血糖是否达标。对于糖尿病患者，应低盐低脂饮食，定时定量定餐，适当运动，注意定期监测血糖情况。正常目标值：空腹血糖小于 7mmol/L，餐后血糖小于 10mmol/L，随机血糖小于 11mmol/L，糖化血红蛋白小于 6.5%。

308. 如何控制血脂预防中风

答：控制高脂肪饮食，合理分配 1 天的总热量（早餐 30%、中餐 40%、晚餐 30%），严格选择胆固醇含量低的食物，如蔬菜、豆制品、瘦肉、海蜇等，适量摄入含较多不饱和脂肪酸的食物。少吃煎炸食品，限制糖食的摄入。蛋黄、动物内脏、鱼子和大脑含胆固醇较高，应忌用或少吃。

改善生活方式，加强锻炼，增加总胆固醇的分解，降低血清甘油三酯水平。

加强对血脂影响因素的控制，注意肥胖性遗传，有计划地健康减肥，保持正常体重。高脂血症患者注意服药治疗，以预防心脑血管疾病的发生。

309. 如何控制体重预防中风

答：均衡饮食，控制体重。少吃富含饱和脂肪酸的食物，如牛油、猪油、棕榈油、奶油、乳酪、肥猪肉等；选择不饱和脂肪酸多的食物，如大蒜、洋葱、西红柿、冬瓜、海带、各种蘑菇、豆制品等。少吃肥肉、动物油、奶油蛋糕、油炸食品等，多吃蔬菜、水果，适量吃粗粮、杂粮、豆制品（尿酸高者少吃），蛋黄每天不超过两个。减少盐的摄入，每日摄入量少于 6g；用橄榄油烹饪，每人每天烹调用油少于半两；每周吃两次鱼，少吃动物内脏；每天摄入的主食以女性 4 两、男性 6 两为宜。

310. 如何调节情绪预防中风

答：保持情绪平稳，少做或不做易引起情绪激动的事，如打牌、搓麻将、看体育比赛等。倾诉法：把心中苦闷或思想矛盾以科学的方法倾诉出来，以减轻或消除个体的心理压力，避免引起精神崩溃。转移法：把注意力转移到其他事物上，或脱离引起负性情绪的环境、做放松的运动等。意控法：通过意志的努力，把引起负性情绪的刺激从清醒的意识中除去。清醒法：直截了当地指出缺点所在，予以严厉的批评，以唤醒个体的良知，使之醒悟。遗忘法：在一定条件下，主动地忘掉一些事情，不去想它，不要提它。

311. 中风瘫痪患者的正确卧位是什么

答：正确的体位能预防和减轻偏瘫典型屈肌或伸肌痉挛模式的出现和发展，卧位时肢体宜置于抗痉挛体位。

健侧卧位：此为患者最舒适的体位，患肩前伸，肘关节、腕关节、指关节伸展，患侧上肢放在枕头上，患腿屈曲向前放在身体前面的另一支撑枕上，髋关节自然屈曲，足不要内翻。

患侧卧位：患肩前伸，肘关节伸直，前臂外旋，指关节伸展，患侧髋关节伸展，膝关节微屈，健腿屈曲向前置于体前支撑枕上。该体位可以增加患侧感觉输入，牵拉整个偏瘫侧肢体，有助于防治痉挛。

仰卧位：患者因颈紧张反射和迷路反射的影响，异常反射活动较强，容易引起骶尾部、足跟外侧或外踝部发生压疮，故中风患者应以侧卧位为主。如果选择仰卧位，患侧肩部要用合适的枕头垫起来，使肩部略向前伸；患侧上肢放在体旁的枕头上，使肘关节与腕关节伸展，患侧上肢稍抬高；髋部放在另一个合适的枕头上，以防止骨盆向后倾斜，防止两腿外旋；为避免下肢伸肌痉挛，可将一软枕置于患侧膝下，使膝关节略屈曲，同时应避免被子压在脚背上，以防造成足下垂。

避免半卧位，因该体位的躯干屈曲和下肢伸直姿势直接强化了痉挛模式。

312. 家人如何为中风偏瘫患者按摩

答：患者取仰卧位，按摩者站在其右侧，用右手拇指按揉膻中、中脘、关元等穴。每穴按摩1分钟，手法适中。用两手由上而下捏患者瘫痪的上肢肌肉，重点按揉和捏拿肩关节、肘关节、腕关节，然后用左手托住患者的腕部，右手持患者的手指，每次5分钟。用两手由上而下捏拿患者瘫痪的下肢肌肉，重点按揉和捏拿髋关节、膝关节、踝关节，然后用手掌将下肢轻抚几遍，每次5分钟。

患者取俯卧位，按摩者站在其右侧，用两手拇指由上而下控探背部脊柱两侧，然后用手掌在背腰部轻抚几遍，每次5分钟。用两手由上而下捏拿患者瘫痪的臀部及下肢后侧的肌肉群，然后轻抚几遍，每次5分钟。

患者取坐位，按摩者站在患者的背面，按摩风池、肩井穴，再按揉背部，并轻抚几遍，每次5分钟。

患者取侧卧位，患侧向上，按摩者按揉其肩、肘、髋、膝等关节。按摩时手法宜刚柔兼施，切忌动作粗暴。

313. 中风偏瘫患者如何自我按摩

答：上肢的按摩，先通过健肢将瘫痪的上肢放在胸前，将上肢按摩1遍，然后重点按摩关节部位（肘关节、肩关节适用拿法，指关节适用捋法）；也可以将健侧上肢与患侧上肢对掌相握，然后用健肢的力量慢慢抬起患肢，循序渐进，次数不断增加。

下肢的按摩，对于能够坐起的患者，可用健手按摩患侧下肢，大腿及小腿部位用按、推、拿、揉、摩、拍打等手法进行自我按摩，足趾选用捻、捋等手法。不能坐起的患者，可用健足的足跟、足底或足旁蹬踩搓动下肢。

314. 如何帮助偏瘫患者树立康复信心

答：稳定患者的情绪，建立良好的康复环境。对患者悲观绝望等心理障碍，家属应表现出极大的热情，关心他们，经常与他们交谈，不要有不耐烦的表现，要使患者感到心情舒畅、不孤独，有继续生活的勇气。此外，多向患者介绍中风康复的成功例子，以增强患者对康复治疗的信心。

积极进行心理疏导。医生和家庭应根据患者病情的不同阶段，对患者进行心理疏导。通过心理疏导，多数患者会面对现实，看到希望。

鼓励患者加强功能锻炼，积极参加社会活动。患者由于肢体功能障碍和心理障碍，社会适应能力也存在很大的问题。因此，医生和家属应帮助患者恢复社会适应能力，对患者在康复过程中的每一点进步都要给予鼓励。同时还应鼓励他们参加力所能及的学习活动、家务劳动、文娱活动和社会活动，增加患者生活的乐趣，减少不良情绪。

315. 中风患者能参加体育运动吗

答：中风患者可以适当地进行体育运动，但是不能过度劳累，不能进行强烈的体育运动。对于中风患者来说，适合做缓和运动，如散步、太极拳、保健操、简单的家务活动等。

316. 饮茶能预防中风吗

答：经常喝茶是可以预防血管硬化的，因为茶叶中含有的茶多酚能降低血清胆固醇的浓度，有增加血管柔韧性、弹性和渗透性的作用，能预防血管硬化，从而预防中风的发生。

需注意一些特殊情况：睡觉前不要喝茶，以免影响睡眠；喝茶的量也要根据自身的情况来选择。

317. 如何预防肺部感染

答：肺部感染多由误吸引起，还包括吞咽困难、免疫功能减退、营养缺乏、咳嗽动作减少、卧床等原因。预防肺部感染主要从以下几个方面进行。

保持呼吸道通畅，处理吞咽困难和误吸，同时要做好口腔护理。患者可取仰卧位，平卧位时头应偏向一侧，以防止舌根后坠和分泌物阻塞呼吸道。对于有吞咽功能障碍的患者，喂食时尽量使其保持端坐位，头稍前倾，食物体积要小；嘱患者注意力要集中，少量多餐，鼓励患者用舌的运动将食物食入，进食后保持坐位或立位 30 ～ 60 分钟，以防食物反流，必要时予以插胃管。

加强营养，予以高热量、高蛋白、高维生素饮食，日饮水量在 1500 ～ 2000mL，也可食用萝卜瘦肉汤、山药猪肺汤、梨、山楂等清热化痰、滋阴生津。

经常变换体位，定时翻身、拍背，加强康复活动。可适当增加患者患侧卧位的时间，日间除饮食时间外，其他时间每小时坐起 1 次。做好基础护理，翻身、拍背以促进痰液排出，在翻身、拍背和更换尿布、床单时，应防止冷风直接吹入，避免着凉。

318. 如何预防尿路感染

答：坚持每天大量饮水，每 2～3 小时排尿 1 次，可降低尿路感染的发生。注意个人卫生，注意会阴部清洁，要勤洗澡，用淋浴，勤换内裤。尽量避免使用尿路器械和插管。了解插导尿管的适应证，缩短留置时间。针对中风后需要留置导尿管的患者，因病情需要卧床休息，留置导尿管期间应妥善保管好引流管，避免引流管牵拉、曲折、受压，根据病情需要定时夹管，尽早进行膀胱功能训练，注意引流管和集尿袋的位置，切忌高于膀胱，防止尿液逆流引起感染。集尿袋应每日更换 1 次，导尿管每 1～2 周更换 1 次，每天进行两次会阴护理，特别是尿道口周围不应该有血迹和分泌物。预防服用抗菌药物。

319. 中风插导尿管有血尿怎么办

答：中风插导尿管有血尿，主要是由于放尿过快、插拔导尿管损伤尿道及自身疾病。

若患者属于放尿过快引起的血尿，因长时间没有排尿使得膀胱黏膜过度扩张而引起，暂继续观察，鼓励患者多饮水，定时夹放导尿管开关，避免因膀胱过度充盈、黏膜损伤引起血尿。

加强宣教，插入导尿管前对患者及家属进行健康宣教，将正常生殖器与泌尿系的关系、导尿的目的与配合要领、留置过程中可能出现的不适感以及留置导尿管后注意事项进行简明扼要的讲解，消除他们的紧张情绪。对于神志不清、躁动不安者，在给予留置导尿管前，应将患者的手用毛巾轻轻地缠上，以防患者将导尿管拔出，引起血尿。

对于长期留置导尿管者，用呋喃西林冲洗时，滴入速度要慢，压力要低，以防止膀胱冲洗时引起血尿。对于不能耐受呋喃西林对膀胱黏膜的局部刺激而引起大量血尿的患者，改用生理盐水慢速低压冲洗，并于膀胱排空后注入生理盐水 100mL 加去甲肾上腺素 8mg，保留于膀胱，有尿意时再放出，连用 3 天，可达到止血目的。目前多提倡生理性冲洗膀胱，鼓励患者多饮水，增加尿量，达到稀释尿液、冲洗膀胱、利于引流的目的。

若因为自身疾病而引起血尿，应针对自身疾病进行治疗。

320. 中风后双下肢水肿怎样护理

答：抬高下肢，限制水和盐的摄入，必要时应用利尿剂。水肿后对热不敏感，故洗脚的时候一定要避免烫伤。注意清淡饮食，多食青菜、水果、豆类等，若血中蛋白含量偏低，则要高蛋白饮食，补充足够的营养。若为神经性或体位性的双下肢水肿，可以在睡觉时将腿垫高，同时确保足够的睡眠时间，不熬夜。可以穿医用静脉曲张的袜子，以减轻下肢压力，促进血液回流，改善症状，预防下肢深静脉曲张血栓形成。

321. 中风后为什么要勤翻身

答：中风患者长期卧床，容易引起压疮，故要勤翻身。一方面可以保持皮肤清洁舒适，保持床单清洁干燥无褶皱，有利于预防压疮形成。另一方面，勤翻身能间接使患者进行锻炼，无论往健侧还是患侧翻身，都有利于患者康复，避免肌肉失用性萎缩。

322. 中风后为什么要勤拍背

答：中风患者容易并发肺部感染，故要勤拍背。一方面是为了患者深处的痰液容易排出，以预防并发肺炎。另一方面，拍背一般采用的是叩法，从下往上叩，从中医角度分析，叩背起到了对督脉、膀胱经进行穴位按摩的作用，从而提高患者的机体免疫力，以抵抗外邪。

323. 中风后为什么要顺时针揉肚子

答：顺时针和逆时针在肚子上进行轻揉可加速肠管运动，缓解肠管平滑肌痉挛，会对肠管的蠕动起到调节作用。顺时针揉肚子还能促进排便；逆时针揉肚子可缓解肠平滑肌痉挛，对腹泻有一定的帮助。

中风患者易发生便秘。中风患者多见于中老年人，年老体衰，胃肠蠕动功能减弱，加之活动减少、饮食缺少纤维素等，本身就容易发生便秘。昏迷的中风患者，因排便反射消失或障碍，极易发生大小便失禁或便秘。中风患者常出现肢体功能障碍甚至偏瘫，偏瘫患者长期卧床，因不活动或活动减少，造成胃肠蠕动缓慢，从而发生便秘。排便姿势发生改变，特别是偏瘫者卧床不起，被迫仰卧或侧卧位排便，排便环境缺乏隐蔽性，给患者心理上造成排便障碍，影响了排便反射，故易发生便秘。卧床不起的中风患者活动量减少，多食欲缺乏，且有吞咽困难及饮食呛咳，加之食物过于精细、缺乏纤维素等，易发生便秘。中风后顺时针揉肚子能促进肠道蠕动，预防便秘。揉的时候动作要轻柔，必要时使用药物治疗。

324. 中风插导尿管多长时间换 1 次

答：长期留置导尿管容易引起尿路感染，集尿袋应每日更换 1 次，导尿管每 1 ～ 2 周更换 1 次，每天进行两次会阴护理，特别是尿道口周围不应该有血迹和分泌物。

325. 中风后插入的导尿管可留置多久

答：中风患者因年龄、意识、体位、合并糖尿病、前列腺增生等因素，发生排尿困难的概率较大，故给予留置导尿管是解决尿失禁、尿潴留的一般方法，但是留置导尿管时间过长会不可避免地导致患者发生尿路感染、膀胱痉挛或者其他并发症。有研究显示，中风后通常留置导尿管 3 ～ 21 天，在 3 周内易发生感染，部分患者 15 天后菌尿数量会每天递增 8% ～ 10%，菌血症的发生以 3% ～ 10% 递增。因此，尽早拔除导尿管可预防感染的发生，一般导尿管留置 1 周以内为宜。

326. 中风后如何预防双下肢静脉窦血栓形成

答：（1）做好宣传教育工作：给患者和家属讲解下肢静脉窦血栓形成的病因、危险因素及后果。嘱咐患者避免高胆固醇饮食，给予低脂、富含维生素的饮食，多饮水，保持大便通畅，必要时给予缓泻剂。

（2）活动：卧床患者至少每 2 ～ 4 小时翻身 1 次，鼓励并督促其在床上主动伸屈健侧下肢，做屈趾、屈背、内外翻以及足踝的翻转运动，由护士或家属被动按摩患侧下肢比目鱼肌和腓肠肌。

（3）穿刺的部位选择：静脉输液或采血时，应避免在下肢静脉或股动脉穿刺，特别是下肢反复穿刺。静脉输液和采血宜选用上肢浅静脉，动脉采血可选用桡动脉穿刺。

（4）药物预防：肝素、阿司匹林等抗凝药可降低血液黏滞性，预防血栓形成。

（5）严密观察患者症状：对于长期卧床的患者，护理人员应经常观察双下肢肤色、温度、肿胀程度及感觉，必要时测量双下肢同一平面的周径。发现异常及时报告医生，做到早期诊断、早期治疗。

327. 为什么出血性中风要卧床休息

答：出血性中风通常因情绪激动、精神紧张、用力排便、过度兴奋、剧烈活动、过度劳累等诱因使血压进一步升高而致脑血管破裂。出血性中风患者在急性期应绝对卧床休息，防止探视和不必要的搬动。为了减轻脑局部血液的压力，将床头抬高15°～20°，头部置冰袋和冷水袋，以降低脑组织代谢，减少细胞需氧量，防止再度出血或脑水肿。